含章 ⅡＴ

新实用

美 食 菜 谱 / 中 医 理 疗

阅读图文之美 / 优享健康生活

U0311144

图解

揉揉捏压消百病

一学就会

高海波　刘红　主编

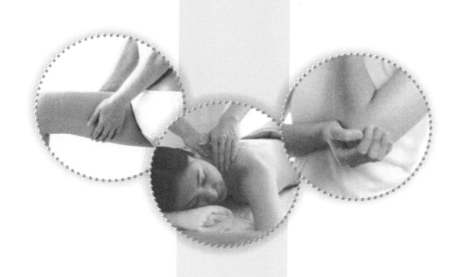

江苏凤凰科学技术出版社

国际标准针灸穴位图

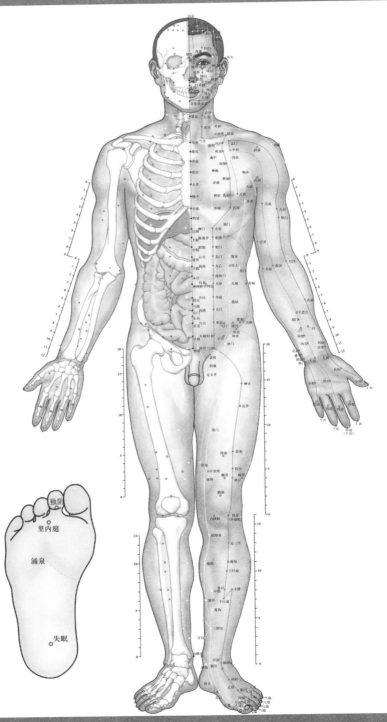

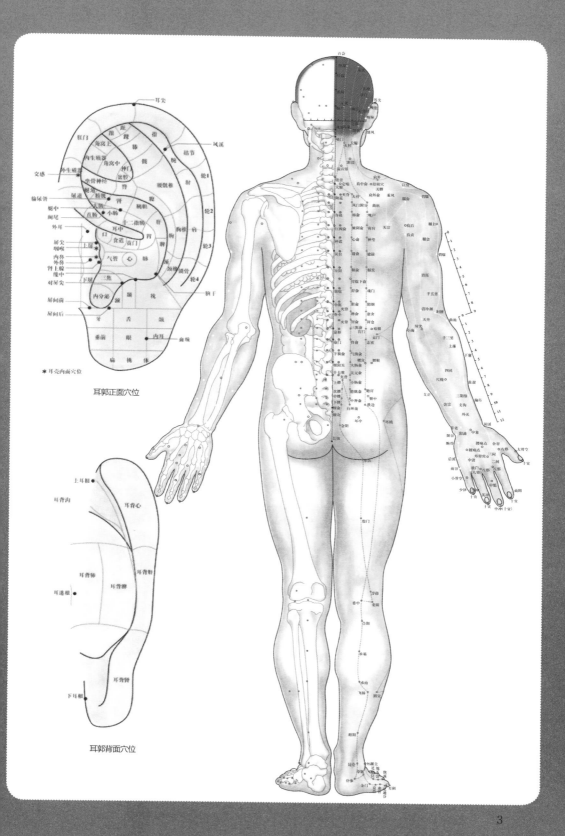

耳郭正面穴位

★ 耳壳内面穴位

耳郭背面穴位

3

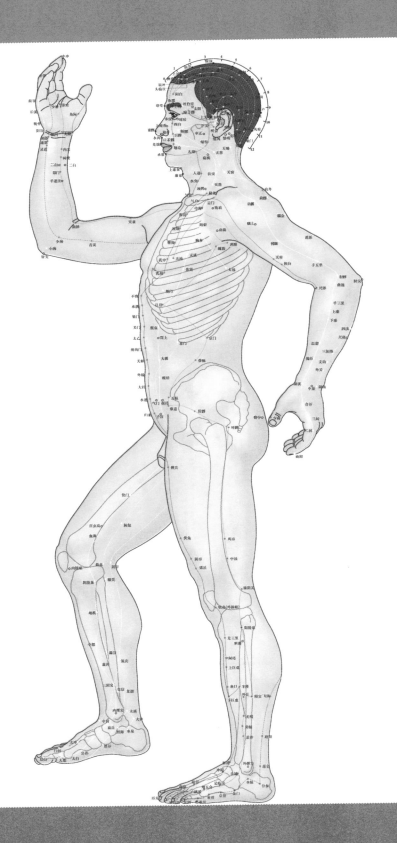

自己动手，收获健康

　　自古以来，如何满足人们对健康长寿的强烈渴望一直都是无数医学者和养生学者为之奋斗的目标之一。然而，在当今社会中，环境污染日益严重，生活节奏不断加快，现代人在工作和生活的双重压力之下，身体健康慢慢受到威胁。21世纪，人类进入了"健康世纪"和"养生年代"，人们对生活品质的追求越来越着重体现在对健康体质的不断追求上。一些在日常生活中简便易学又安全可靠的防病健身方法日渐受到人们的欢迎和推崇。人们都希望有这样一种方法，可以不受场地的限制，无需特殊的器械设备，随时随地都可以进行，既疗效显著，又经济实惠。在这样的情况下，指压按摩这一自然环保的传统中医疗法，越来越被现代人所接受，并发挥着强身健体、延年保健的养生作用。

　　经络学说是祖国传统医学基础理论的核心之一，最早可以追溯至春秋战国时期的《黄帝内经》。在两千多年的医学长河中，它一直为保障人们的健康而发挥着重要的作用。从现代医学的角度来看，指压按摩疗法灵活地运用了人体经络学说这一基础理论，促进了人体的自我调整、自我治愈、自我康复，达到了只需通过外部的物理刺激，即可获得健康的疗效。

　　譬如手太阴肺经的中府穴对治疗肺部不适导致的胸闷、气短、心情郁闷等症状，就有立竿见影的效果。长期久坐的上班族，经常维持同一个姿势，常有肩膀酸痛、颈项僵硬等问题，往往到了50岁时，就容易患有常见的"五十肩"，而刺激肩井穴、肩髎穴就能很好地缓解这些病症。大多数病症在人体特定的经络穴位上都有相应的表现，这就为我们进行指压按摩疗法提供了极大的方便。

　　本书所介绍的指压按摩方法既简单，又有效，具有以下几大特点。

● 工具就在身边

针灸需要专门的针具，艾灸则需要专门的艾条或艾绒，拔罐、刮痧等都需要有专门的工具才能进行，而指压按摩的工具就是你的手指。如此便免去了你购买专门工具的金钱和时间。如果你觉得手指力度不够或长时间按压太累，还可以用笔头、伞柄、叉子等各种身边的工具来代替，十分简便。

● 场所就在当下

在做指压按摩时，大多数穴位均在双手可及的范围之内，一个人就可操作，无需任何特定场所，利用乘车、看电视、打电话等琐碎时间就可以进行。即使你生活再忙碌，也可轻松地持之以恒，早日消除身体上让你烦恼已久的不适感。

● 指压按摩，可了解身体状况

人体的每个穴位都通过经络与体内的脏器相关联，通过对穴位的指压按摩，我们可以轻松地了解自身的健康状况。指压按摩一个地方，如果没有任何反应，就说明这个地方不是穴位。再换一个地方指压，如果有酸、麻、胀的感觉，就说明还算正常，是按对了穴位。如果按压的地方有痛感，说明此处经络可能出现阻塞，与之相对应的脏器也可能存在病变，这正如中医所说的"通则不痛，痛则不通"。

● 绿色环保，投入少收益高

指压按摩是绿色、环保的保健疗法，它不会引起任何不良反应，疗效较为显著。掌握一些指压按摩知识，我们就可以在身体有某些不适症状时，通过指压按摩来缓解，而不必时常依赖药物，或者花高额费用去医治，可以说是用最少的投入获得最大的健康收益。

本书将各种疾病分门别类，不仅详细介绍各类疾病的对症按摩和指压方法，还详细讲解每个穴位的精确位置，方便读者精准取穴。此外，还对按摩的手法、力度、时间等要点进行详细介绍，并有真人图解示范，让你一看就懂，一学就会。

如此简便而又舒适的治病保健方法就在你面前了，你还在等什么呢？快快行动起来吧！

Contents 目录 ▶

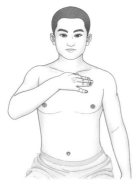

什么是按摩

  按摩，又称推拿，是指根据患者的具体病情，利用按摩者的双手（或肢体）在患者体表相应的经络、穴位和痛点上，利用肢体活动来防病、治病的一种物理疗法。

  一只手平伸，掌心向下，用另一只手轻握小指，弯曲拇指，指尖到达的小指指甲下缘，靠近环指侧的边缘处即是少冲穴。

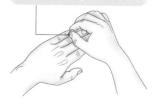

按摩少冲穴可养心

  少冲穴主治一切心脏疾患，如热病昏迷、心悸、心痛等症。长按此穴，对肋间神经痛、喉炎、结膜炎等症也会有很好的调理和保健功效。

第一章
指压按摩基础

第二章
保护脏腑的健康大穴

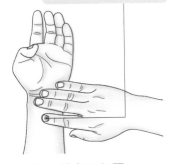

将右手中间3个手指并拢，示指放在左手腕横纹上，这时右手示指和左手手腕交叉的中点即是内关穴。

按摩内关穴可和胃

按摩内关穴对于因妊娠呕吐、晕车、恶心、胸胁痛、上腹痛、腹泻等症状，具有明显的缓解作用。

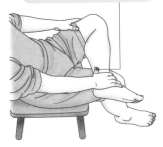

正坐、垂足，将一足抬起，跷放在另一腿膝盖上。再以一手轻握脚腕，四指放在脚背上，拇指指腹所压之处即是复溜穴。

按摩复溜穴可补肾

本穴能调肾气、清湿热。长期按揉此穴，对于腹胀、泄泻、水肿、盗汗、脚气病等症，都会有很好的调理保健功能。

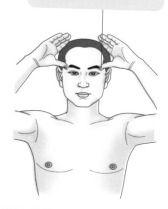

正坐，双手上举，四指指尖朝上，掌心向前，拇指指腹向内，按两边眉毛外端凹陷之处即是丝竹空穴。

常按丝竹空穴可治眼睛充血

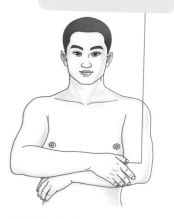

正坐，轻抬左臂，屈肘，将手肘内弯，用右手拇指下压此处凹陷处即是曲池穴。

常按曲池穴可治咽喉炎

第三章
舒缓压力的指压按摩疗法

第四章
慢性病的指压按摩

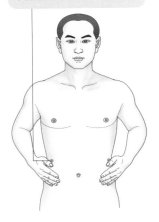

正坐或仰卧，双手掌心向自己，指尖朝下，放在腹侧肋骨上。用拇指、示指直下掌根处，形状像条鱼一般的肉厚处所按位置即是章门穴。

常按章门穴可治消化性溃疡

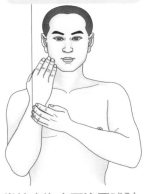

正坐，一只手平伸，屈肘，掌心向自己，肘臂弯曲约呈90°。用另一只手轻握手腕下，拇指在内侧，四指弯曲置于外侧，示指指尖在阳池穴上，那么小指指尖所在位置即是支沟穴。

常按支沟穴可治网球肘

第五章
内科疾病的指压按摩

第六章
外科疾病的指压按摩

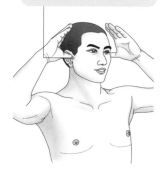

正坐目视前方，口微张开。双手上举，指尖朝上，掌心向前。将拇指尖置于耳屏前凹陷正中处，则拇指尖所在的位置即是听宫穴。

常按听宫穴可治耳鸣

耳鸣是指耳内有异常声响，夜间症状更为明显，耳鸣主要是一种主观感受。如遇此症，可常按听会、听宫、翳风、侠溪四穴。

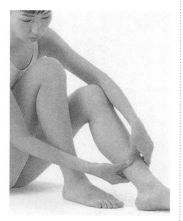

按压三阴交穴可缓解痛经

两手握住小腿，以左右拇指重叠的手势来指压三阴交穴，以惯用的那只手的拇指在下面朝胫骨方向施力，会比较有效。

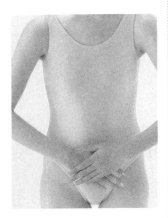

温暖中极穴，可治遗尿

特意将双手温热后，两手掌交叠置于下腹部的中极穴之上，一直到下腹部感觉有温暖的刺激为止。

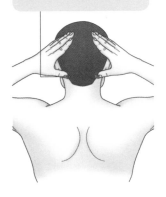

正坐，举臂抬肘，肘约与肩同高，屈肘向头，双手置于耳后，掌心向内，指尖朝上，四指轻扶头（耳上）两侧。拇指指腹所在位置即是风池穴。

常按风池穴可治脱发

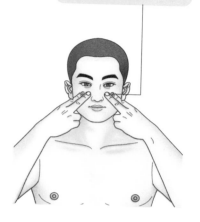

正坐，双手轻握拳，示指、中指并拢，中指指尖贴鼻翼两侧，中指指尖所在的位置即是迎香穴。

常按迎香穴可治酒渣鼻

第十一章
按出好身材的减肥穴

本章看点

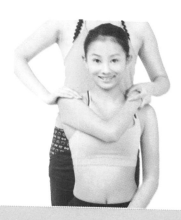

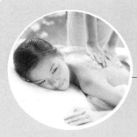

第一章
指压按摩基础

　　在中国医学保健与治疗的物理疗法研究史上，指压按摩以其源远流长的发展史和简便易行的操作特点及其灵验卓越的治疗效果，其地位不断地巩固。这项凝聚了千百年智慧的理疗方法，已经发展得越来越系统化和科学。本章简要介绍指压按摩的基本常识，帮助读者对按摩有一个初步的认识。

① 经络不通，百病丛生

经络的组成包括经脉和络脉，"经"代表主干，"络"代表分支。人体的经络系统主要由十二经脉、奇经八脉、十二经筋、十二经别、十二皮部、十五络脉等组成。

● 经络系统的组成

经络以十二经脉为主，其"内属于脏腑，外络于肢节"，负责沟通内外，使气血运行通畅。奇经八脉具有特殊的作用，它们统率、联络其他经络，并调节经络中的气血盛衰。十二经脉在胸、腹及头部的重要支脉就是十二经别，它们沟通脏腑，加强了表里经的联系。十五络脉是十二经脉以及任、督二脉在四肢以及躯干前、后、侧三部的重要支脉，包括脾之大络，具有渗灌气血和沟通表里的作用。此外，受经络支配，经络外部筋肉分为十二经筋，皮肤也按经络的分布分为十二皮部。

● 经络联系着各个脏腑

人体中的经络系统是一个纵横交错、沟通内外、联系上下的整体，它沟通了人体中脏与脏、脏与腑、腑与腑、脏腑与五官之间的联系，从而使人体成为一个有机的整体。此外，人体中的五脏六腑、四肢百骸以及皮肉、筋骨等组织，之所以能保持一种相对的平衡，完成正常的生理活动，也是依靠经络系统的联络沟通完成的。

● 经络主导体内气血运行

气血是人体生命活动的物质基础，其作用是濡润全身脏腑组织，使人体完成正常的生理功能。经络是人体气血运行的通道，气血只有通过经络系统才能被输送到周身，从而将营养物质提供给全身各脏腑组织，使各组织得到濡养。

● 经络可以抵御外邪

由于经络系统的作用是运行气血，它就可以使营卫之气密布周身，尤其是随着散布于全身的络脉运行。卫气是一种具有保卫机体功能的物质，它能够抵御外邪的入侵。外邪侵犯人体往往由表及里，先从皮毛开始，因此当外邪侵犯机体时，卫气就会首先发挥其抵御外邪、保卫机体的作用。

如果经脉不通，气血不能顺畅地流通，各种营养物质不能输送到五脏六腑，人体抵御外邪的能力下降，外邪侵袭就会导致相应脏腑发生病变，各种疾病也会随之而产生。

图解揉捏压消百病一学就会

十四条经络不通的常见症状

经络	常见症状
手太阴肺经	过敏性鼻炎、皮肤干燥；气短、胸闷、面色及皮肤无华；怕风、易出汗、咽干咳嗽
手阳明大肠经	青筋暴露、斑点多、肠胃功能减弱；肩周炎、慢性咽喉炎；牙痛、头痛、口干、皮肤过敏
足阳明胃经	咽喉痛、胃痛、怕热、消化不良；倦怠、膝关节酸痛、便秘；口干舌燥、身体消瘦
足太阴脾经	呕吐、胸闷、倦怠、虚胖；头胀、头脑不清、脚肿、便溏；关节酸胀；脘腹胀气、吸收不良、口淡
手少阴心经	气短、忧郁易怒；心烦、心惊、心悸、心闷、心痛；口腔溃疡、口干、口臭
手太阳小肠经	腹泻、手脚冰凉、肩周炎；吸收不良、虚胖；小腹绕脐而痛、心闷、头顶痛
足太阳膀胱经	恶风怕冷、颈项不舒、腰背肌肉胀痛；腰膝酸软、下肢静脉曲张；尿频、尿多、尿黄、前列腺增生
足少阴肾经	手足怕冷、口干舌燥、足跟痛、腰膝酸痛、咽喉炎；月经不调、性欲减退；前列腺增生、尿频、尿少、尿黄
手厥阴心包经	心烦、健忘、胸闷、口干；失眠、多梦、易醒、难入睡、神经衰弱
手少阳三焦经	偏头痛、头晕、耳鸣、上热下寒；手足怕冷、倦怠易怒；皮肤易过敏；肌肉关节酸痛无力、食欲不振
足少阳胆经	情绪低落、便溏、便秘、皮肤萎黄；口干、口苦、偏头痛、惊悸；肺部有结节或肿块；消化不良、关节痛
足厥阴肝经	眩晕、易怒冲动；口干、口苦、情志抑郁、胸胁胀痛；月经不调、乳房疾病、小便黄；皮肤萎黄、易倦乏力、前列腺增生
督脉	颈椎病、腰痛、痔疮、便秘；虚寒怕冷、手足冷、疲劳乏力；阴阳失调
任脉	怕热汗多、阴阳失调、月经不调；阳痿、性冷淡、消化不良、胸闷气喘

② 打通经络就能治病养生

　　经络是气血运行的通道，只有经络通畅，周身气血才能川流不息地运行，才能确保脏腑相通、阴阳交互、内外相通，从而供给脏腑充足的营养物质，濡润身体各个组织，以确保新陈代谢旺盛，生命活动正常进行。《素问·调经论》说："五脏之道，皆出于经隧，以行气血，血气不和，百病乃变化而生。"由此可知，古人早就已经认识到经络通畅的重要性了，且现代人依然将畅通经络作为养生的指导原则之一，贯穿于各种养生方法之中。

● 十二经脉与脏腑的关系

　　十二经脉也被称为"正经"，是人体经络系统的主体，它们包括：手太阴肺经、手厥阴心包经、手少阴心经、手阳明大肠经、手少阳三焦经、手太阳小肠经、足阳明胃经、足少阳胆经、足太阳膀胱经、足太阴脾经、足厥阴肝经、足少阴肾经。其主要特征是表里经脉相合，与相应脏腑络属。十二经脉具有沟通身体内外，将气、血、津液等营养物质运输至五脏六腑的作用，因此疏通十二经脉，五脏六腑就可及时得到足够的营养物质，从而保持身体正常的生命活动。

● 奇经八脉调节气血盛衰

　　奇经八脉即"奇经"，是人体中别道奇行的经脉，包括督脉、任脉、冲脉、带脉、阴维脉、阳维脉、阴跷脉、阳跷脉。其中的任脉和督脉，因为有自己所属的腧穴，所以和十二经脉合称为"十四经"。奇经八脉有两个方面的作用：一是进一步加强沟通十二经脉的联系，起到统摄气血、协调阴阳的作用；二是对十二经脉气血有着蓄积和渗灌的调节作用。举个例子，如果说十二经脉好像江河之水，那么奇经八脉就是水库或湖泊。奇经八脉中任脉和督脉最为重要，任脉主血，督脉主气，都具有调节气血流动的作用。因此，打通了奇经八脉，体内的气血就可畅通无阻，从而能达到健体防病的目的。

　　经脉和身体之间存在着密切的联系，因此只要保证经脉的通畅，让气血流通不受阻碍，就能防止体内发生病变，从而达到养生保健的作用。实现这个目标最简便的方法就是沿着十二经脉的运行走向，敲击主要穴位，打通经络，使气血运行通畅。

十二经脉对应脏腑

经脉	手太阴肺经	手阳明大肠经	足阳明胃经	足太阴脾经	手少阴心经	手太阳小肠经	足太阳膀胱经	足少阴肾经	手厥阴心包经	手少阳三焦经	足少阳胆经	足厥阴肝经
对应脏腑	肺	大肠	胃	脾	心	小肠	膀胱	肾	心包	三焦	胆	肝
对应人体系统或部位	呼吸系统、五官	消化系统、五官	消化系统、五官、下肢	消化及泌尿系统、下肢	心血管系统、神经系统	耳部、颈肩、头颈、腰背	泌尿、消化、呼吸、心血管系统；头颈、颜面、咽喉、精神神经系统	内分泌、泌尿、生殖及呼吸系统，足部	心血管、消化、精神神经系统，胸部、手臂	眼、耳、喉、面部，肩关节、头部	肝胆、头部及眼、耳	肝胆、下肢及泌尿、生殖系统

十二经脉循环流注顺序图

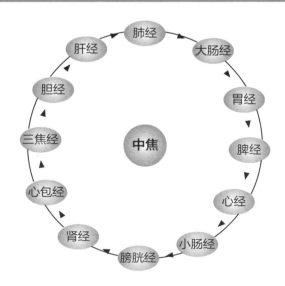

③ 找准穴位，再通经络

穴位的学名为"腧穴"，"腧"有传输的意思，"穴"即孔隙的意思，因此穴位就是人体脏腑经络气血输注出入于体表的特殊部位。人体中约有 670 个穴位，它们都是气血运行时所必经的孔穴，如果要疏通经络，就首先要保证穴位处没有阻塞。先疏通大的、重点穴位，在保健养生时更能获得事半功倍的效果。

◉ 穴位的分类

从总体上来说，穴位可以分为十四经穴、奇穴和阿是穴三大类。

十四经穴是位于十二经脉和任、督二脉上的穴位，简称"经穴"。十四经穴与经脉的关系密切，它不仅可以反映本经经脉及其所属脏腑的病症，也可以反映本经经脉所联系的其他经脉和脏腑的病症。奇穴又称"经外奇穴"，它有固定的穴名，也有明确的位置，但它们不能归属于十四经穴，这些穴位对某些病症具有特殊的疗效。阿是穴又称"压痛点""不定穴"等，其多位于病变部位及周边。这一类穴位的特点是既无具体名称，又无固定位置。

◉ 穴位的定位方法

常用的穴位定位法有骨度分寸法、体表解剖标志定位法、手指比量法。

骨度分寸法：这是一种以骨节为主要标志来测量全身各部大小、长短，并依其比例折算尺寸以作为定穴标准的方法。

体表解剖标志定位法：又称自然标志定位法，这是以人体解剖学的各种体表标志为依据来确定穴位位置的方法。它又可以分为固定的标志和活动的标志两种。固定的标志，是指在人体自然姿势下可见的标志，比如乳头、肚脐等。找到这些标志就可以确定穴位的位置，如脐中旁开 2 寸处定天枢穴等。活动的标志是指人体在做某些动作时才会出现的标志，如在耳屏与下颌关节之间微张口呈凹陷处取听宫穴等。

手指比量法：是一种以患者手指为标准来定取穴位的方法。由于选取的手指不同，节段亦不同，所以此法又可分为以下几种：中指同身寸法，是以患者的中指中节屈曲时内侧两端纹头之间作为 1 寸，可用于四肢取穴的直寸和背部取穴的横寸；拇指同身寸法，是以患者拇指指间关节的宽度作为 1 寸，适用于四肢部的直寸取穴；横指同身寸法，又名"一夫法"，是让患者将除拇指以外的其他四指并拢，以中指中节横纹处为准，四指横量作为 3 寸。

教你轻松找穴位

● 手指比量法：

中医里有"同身寸"一说，就是用自己的手指作为穴位的尺度。人有高矮胖瘦，骨节自有长短不同，虽然两人同时各测得 1 寸长度，但实际距离是不同的。

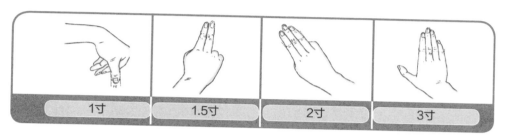

| 1寸 | 1.5寸 | 2寸 | 3寸 |

● 体表解剖标志定位法：

固定标志：如眉毛、脚踝、指甲或趾甲、乳头、肚脐等，都是常见的判别穴位的标志。如印堂穴位在双眉的正中央；膻中穴位在左右乳头与前正中线的交点。

动作标志：必须采取相应的动作姿势才能出现的标志，如张口取耳屏前凹陷处即为听宫穴。

● 骨度分寸法：

利用身体的部位及线条作为简单的参考度量，也是一个找穴的好方法。

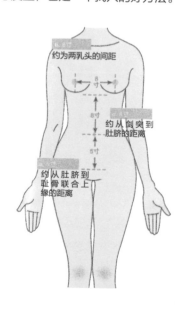

约为两乳头的间距

8寸

约从剑突到肚脐的距离

约从肚脐到耻骨联合上缘的距离

● 徒手找穴法：

触摸法：以拇指指腹或其他四指手掌触摸皮肤，如果感觉到皮肤有粗糙感，或有疼痛，或酸痛、麻木、胀痛，或有硬结，那可能就是穴位所在。如此可以观察皮肤表面的反应。

抓捏法：以示指和拇指轻捏感觉异常的皮肤部位，前后揉一揉，当揉到经穴部位时，会感觉酸痛、麻木、胀痛，而且身体会自然地抽动、想逃避。如此可以观察皮下组织的反应。

按压法：用指腹轻压皮肤，画小圈揉按。对于在抓捏皮肤时感到疼痛的部位再施以按压法确认。如果指腹碰到有点状、条状的硬结就可确定是经穴所在的位置。

按摩术及其作用原理

按摩，又称推拿，古称"按硗""案杌"等，是人类在长期与疾病做斗争的过程中，逐步认识、总结发展出的一种古老的医疗方法。远古人类在生产劳动时或与野兽搏斗中，每当出现外伤、疼痛，他们都会自然地用手去抚摸或按揉患处，逐步起到化瘀止痛的效果。这种人类本能的、原始的按揉方法，就是按摩的起源。

具体说来，按摩就是根据患者的具体病情，利用按摩者的双手在体表相应的经络、穴位和痛点上，利用肢体活动来防病治病的一种物理疗法。如前所述，按摩术在我国的历史极其久远。

早在黄帝时期，一个叫俞跗的人在祖先经验的基础上，总结出了"古代按摩八法"，其中一些手法至今仍在沿用，具有很好的保健作用。两千多年前的《黄帝内经》是我国现存医学文献中最早的一部总结性著作。这本书对自我保健与"精、气、神"学说作了系统精辟的论述，为按摩治病的普遍应用奠定了理论基础。在春秋战国时期和秦汉时代，按摩已发展成为医疗上一个主要的治病手段。按摩常用来治疗"筋脉不通""肢体麻痹不仁"，寒凝所致的"肌肉坚紧"及"寒气客于肠胃之间，膜原之下"等症。《汉书·艺文志》载有《黄帝岐伯·按摩十卷》，此书可能是我国第一部按摩专著。隋唐时代，南北和海外交通的日益发达促进了文化的交流和发展，医疗方面也有了很大进步。官方的医疗行政机构——太医署内，不仅设立了按摩专科，而且已开始按摩教学工作。这时的按摩疗法开始普遍为广大群众所接受和欢迎。明代，按摩疗法开始专用于治疗儿科的疾病，并取得了很大的成果。

长期以来，中国的按摩疗法在一代又一代的传承与发扬中积累，成为一门系统又成熟的医疗学科。中医按摩也以其神奇的医疗效用引起了国际医务界的高度关注。许多国家都已开展相关的研究和临床治疗工作。在科技发展日新月异的今天，按摩疗法将为人类医疗保健事业做出更大的新贡献。

按摩的功效

按摩疗法是根据中医"四诊八纲""辨证施治"的原则，运用医者的双手(或肢体)，在人体不同部位或穴位上施术，以达到调整阴阳平衡，扶正祛邪，进而预防和治疗疾病的一门学科。概括起来，按摩的功效主要体现在这几个方面：

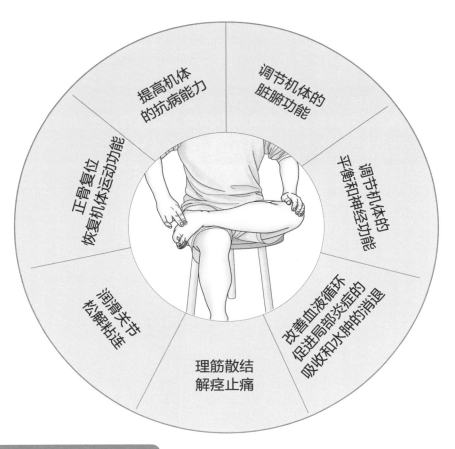

提高机体
的抗病能力

调节机体的
脏腑功能

正骨复位
恢复机体运动功能

调节机体的
平衡和神经功能

润滑关节
松解粘连

改善血液循环
促进局部炎症的
吸收和水肿的消退

理筋散结
解痉止痛

按摩术的发展趋势

随着人类的进步和医学科技的飞速发展，作为一种古老的、传统的医疗保健方法，已经被推广流传了数千年的按摩术，它的未来将如何呢？目前，现代医学的发展主要表现在两个方面，一方面是医学研究越来越精细和发达，从细胞到基因的研究和治疗，无所不包；另一方面，自我保健医疗已经普及化，人们渴望能掌握一种精要、简便、易学的保健治疗方法，不受场地和器械的限制。不难想象，按摩术正好顺应了现代人的需要。可以预见，随着人们生活品质的不断提高和人们对健康体质的不懈追求，按摩术将越来越广泛和深入地走进每一个寻常百姓的心里。

⑤ 按摩的适应证和禁忌证

　　结合无数的临床经验，在继承传统中医理论的基础上，按摩已经发展成一门越来越先进和系统的理疗手法。在广泛用于日常保健的同时，更作为一种有效的医疗手段，用于多种常见疾病的治疗及辅助治疗。不过，按摩治疗虽然是非常安全、有效的方法，但临床上也是有一些禁忌证的。本节将对相关知识进行介绍。

按摩的适应证

适应范围	常见病症
闭合性的关节及软组织损伤	腰椎间盘突出症、腰肌扭伤、梨状肌综合征、半月板撕裂等
肌肉、韧带的慢性劳损	颈肌劳损、背肌劳损、腰肌劳损、跟腱炎、"网球肘"等
骨质增生性疾病	颈椎骨质增生、腰椎骨质增生、膝关节骨性关节炎、跟骨骨质增生等
周围神经疾病	三叉神经痛、面神经麻痹、肋间神经痛、坐骨神经痛、腓总神经麻痹等
内科疾病	神经官能症、气管炎、肺气肿、胃炎、胃下垂、十二指肠溃疡、半身不遂、高血压、冠心病、糖尿病、胆囊炎、腹胀、头痛等
五官科疾病	近视、斜视、耳鸣、咽喉炎、鼻窦炎、眼睑下垂等
妇科疾病	功能性子宫出血、月经不调、盆腔炎、痛经、闭经、乳腺炎、产后耻骨联合分离症、子宫脱垂、更年期综合征等
儿科疾病	小儿肌性斜颈、夜尿症、小儿脑性瘫痪、小儿麻痹后遗症、小儿消化不良、小儿腹泻等
皮肤科疾病	黄褐斑、痤疮等

按摩的禁忌证

皮肤有破损或患有其他会影响按摩施术的皮肤病者不宜按摩，如湿疹、癣、疱疹、脓肿、蜂窝织炎、溃疡性皮肤病、烫伤、烧伤等	孕妇的腰骶部、臀部、腹部不能实施按摩
各种急性传染病患者，不能按摩，以免疾病扩散传染和延误治疗	有感染性疾病者如骨髓炎、骨结核、化脓性关节炎、丹毒等，都不能进行按摩，以免炎症扩散
内外科危重患者，如严重心脏病、肝病、肺病等患者，急性十二指肠溃疡、急腹症者不宜按摩	各种肿瘤，如原发性或继发性恶性肿瘤的患者都不宜做按摩，以免肿瘤细胞扩散
有血液病及出血倾向者，如恶性贫血、紫癜，体内有金属固定物等按摩后易引起出血者，都不宜按摩	久病、年老体弱等体质虚弱经不起轻微手法作用者，应慎用按摩，以免造成昏迷或休克
极度疲劳、醉酒后意识不清、饥饿及饭后半小时内的人也不宜做按摩	诊断不明的急性脊柱损伤或伴有脊髓病者不宜按摩
女性经期不宜或慎用按摩	

◉ 小贴士

1.在脱衣按摩的情况下，有些受术者有可能睡着，应取毛巾盖好其身体，注意室温，以防其着凉。当风之处最好不要按摩。

2.按摩前吸烟将会影响按摩疗效。

3.不要在大怒、大喜、大恐、大悲等情绪激动的情况下按摩。

4.按摩过程中，如果因为用力过猛或动作不当引起患者出现头晕、心悸、恶心、面色苍白，甚至出冷汗、虚脱等不良症状时，应立即掐按患者的人中或十宣、内关等穴位进行急救，或者让患者饮热茶、糖水来缓解不适。

⑥ 对症使用适当的按摩体位

按摩体位的正确使用能更利于按摩者对力度、节奏和着力点的掌握，从而可以针对不同病症实施最有效的按摩刺激，以达到预期的治疗及保健功效。具体操作的体位可以结合实际情况灵活选用。

● 按摩者的体位

1. 站立位：按摩者自然站立，双脚左右分开或双脚前后呈弓步站立。对于胸部、腹部、背部、腰部、髋部、上肢等部位的按摩均可采用这种体位。

2. 端坐位：按摩者正坐，屈膝、屈髋各90°，双脚分开与肩同宽。对于头面部、颈项部、肩部、上肢、胸部、腹部、腰部、下肢及小儿疾病等的按摩均可采用此种体位。

● 被按摩者的体位

1. 端坐位：正坐，屈膝、屈髋各90°，双脚分开与肩同宽，上肢自然下垂，双手置于膝上。此种体位适用于头面部、颈项部、肩部、胸部、背部、腰部疾病的按摩。

2. 仰卧位：去枕或低枕，面部朝上，上肢自然置于体侧，下肢自然伸直。根据按摩需要可随时调整上肢、下肢的位置。此种体位适用于头面部、颈部、胸部、腹部、下肢疾病的按摩。

3. 侧卧位：身体一侧在下；双腿自然屈曲，或下侧腿伸直，上侧腿屈曲；下侧上肢屈肩、屈肘各90°，上侧上肢自然垂直，置于体侧或撑于体前床面。此种体位适用于头部、颈部、肩部、上肢、胸部、背部、腰部、髋部、下肢疾病的按摩。

4. 俯卧位：去枕，面部朝下，或歪向一侧，腹部向下，下肢自然伸直，上肢置于体侧或屈肘置于面部下方，根据按摩需要，可随时调整上肢、下肢的位置。此种体位适用于头部、颈项部、背部、腰部、臀部、下肢疾病的按摩。

做好按摩前的准备工作

在进行按摩之前，为了确保按摩的有效进行，对于按摩者和接受按摩者，进行充分的准备是非常必要的一环。

按摩者的准备

修剪指甲，双手要保持清洁、温暖，同时，预先摘掉指环等有碍操作的物品，以免损伤被按摩部位的皮肤	在进行按摩前，应对接受按摩者的病情和全身情况有充分的了解
让接受按摩者充分放松。如果对方过分紧张或疲劳，强行施用按摩术，不仅达不到目的，反而可能会妨碍按摩者施术	对于待按摩部位，需要充分观察，有无皮肤溃疡、擦伤等
为了利于操作，按摩环境要保持光线明亮、环境舒适、通风良好、清洁干净等	对初次接受按摩治疗的患者，应注意其心理特点。耐心解释每项操作的方法和意义，争取患者的最大配合

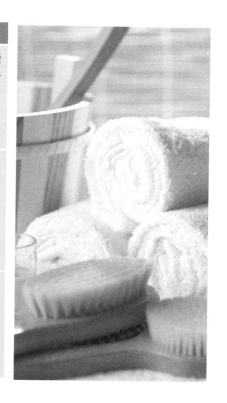

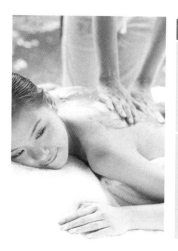

接受按摩者的准备

尽量地与按摩者配合，向按摩者详细提供自己的病史，并将自己的症状尽量详尽地告诉按摩者	若有需要，某些部位应按要求完成清洗、浸泡等预备程序
对按摩治疗有一定的心理准备，认真听取按摩者对治疗方法和过程的描述，并在操作中尽量地与按摩者配合	当按摩者确定不适宜进行按摩治疗时，必要时需向其他专科医师求治，切勿耽误病情

⑦ 按摩润滑剂的选用

按摩润滑剂又称按摩介质，是指在按摩时，可涂抹于按摩所需部位，以润滑接触面，减少摩擦，保护皮肤，并有一定药物治疗作用的物质。按摩润滑剂的种类很多，大致可概括为四类：粉剂、油剂、水剂和酒剂。

常用的按摩润滑剂

滑石粉：一般在夏季常用，是临床上最普遍适用的一种介质，在小儿推拿中运用最多

爽身粉：有润滑皮肤、吸水的作用

松花粉：有润滑吸湿的作用，比较适合在夏季使用

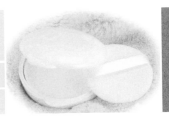

粉剂

按摩乳：专业的按摩乳可以让身体吸收有益成分，使按摩取得事半功倍的效果

精油：精油有安定神经的作用，可以镇定精神，消除紧张及压力感，缓和焦躁不安的情绪

红花油：有消肿止痛等作用，常用于急性或慢性软组织损伤

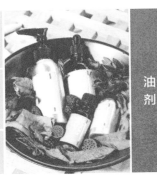

油剂

冬青膏：具有温经散寒和润滑的作用，常用于软组织损伤及治疗小儿虚寒性腹泻

麻油：可加强手法透热的效果，提高疗效

葱姜汁：能加强温热散寒的作用，常用于冬春季及小儿虚寒证

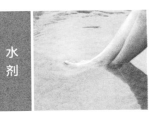

水剂

木香水：可行气、活血、止痛，常用于急性扭挫伤及肝气郁结所致的两胁疼痛等症

凉水：有清凉肌肤和退热的作用，一般用于外感热证

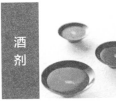

酒剂

白酒：适用于成人推拿，有活血驱风、除湿散寒、通经活络的作用，对发热患者尚有降温作用，一般用于急性扭挫伤

药酒：通常根据患者的情况配置一些有特殊功效的药酒进行按摩，可以起到事半功倍的疗效

● 按摩的时间

按摩一次一般需要 30 ~ 40 分钟，也可具体情况具体安排。

时常按摩的穴位 合谷、足三里、关元、三阴交等养生穴。

洗浴后按摩 沐浴或足浴后按摩有利于体内循环，所以效果最好。

睡前按摩 能消除疲劳，利于入睡。

清晨按摩 能消除睡眠带来的水肿，提高化妆品的附着性。

时间分配依部位而定 重点部位时间长些，次要或辅助部位短些。

时间长短依按摩者的功力和被按摩者的体质而定 功力好的可做久一些，身体虚弱的尽量少做手法。

无须每天按摩 一般每周按摩 2 ~ 3 次。急性病以治愈为度，可能 1 次或数次；慢性病一般以 10 ~ 15 次为一疗程，疗程间休息数天至 1 周。

● 按摩的力度

按摩需要用巧力。要重得舒适，轻得实在，也就是中医推拿讲的"重而不滞，轻而不浮"。施力和放松力道的时间要一致，出力最大时需停 3 ~ 4 秒再放松力道，千万不要蜻蜓点水，这样效果会打折扣。

力道的作用部位

一般为病变引起的局部异常处，重要的穴位。

力道的轻重

内科病 力道轻柔而持久。

伤科病 力道重而短。

急性病（如胃病） 力道更重，只凝集在几个重要穴位，使功力直达病所。

慢性病（如筋肉劳损） 力道由轻到重，以点带面，使功力充分渗透到体内。

实证、体质好者 力道重。

虚证、体质弱者 力道轻。

正常人、一般体质者 力道适中。

力道的方向

一般指向病变所在，开始垂直用力，克服皮肤的阻碍，使功力进入深部后再转向病所。

⑧ 随手可及的按摩工具

　　按摩时，尤其是自我按摩，很多时候手并不方便用力，这时如果借助一定的按摩工具，往往会起到更好的效果。日常生活中有很多用品可以当作按摩的工具，市面上也有很多专门用来进行按摩的专业工具。

圆珠笔

　　手指尽可能地握住笔的前端，用笔头点或按压穴位。这样既能保证施力平均，还具有固定施力方向的作用。按压穴位的节奏是3~5秒后休息3分钟，如此重复几次即可。注意不要使用过于尖锐的笔尖部位。

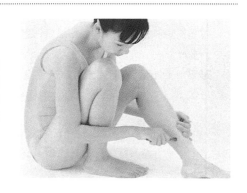

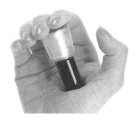

指甲油瓶

　　女性朋友大可利用等待指甲油干的这段时间来做按摩。以瓶盖顶住掌心穴位，用四指关节压住瓶底施力，并用"1、2、3、4"的节奏来指压，这样就能刺激掌心穴位，轻松达到按摩的预期功效。

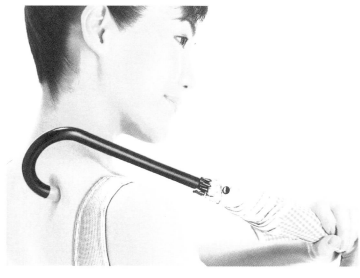

雨伞

　　自己按摩时，身体上的某些穴位手指的力度无法达到，这时家里的雨伞便可以派上用场。用雨伞把手抵住背部的肩膀部位，抓住雨伞的中间部分往前方用力拉，感到酸麻胀的地方就是使你背部僵硬的反应点。雨伞按摩适用于背部等自己双手不便施力的部位。

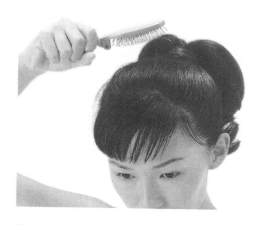

梳子

　　紧握梳子把柄轻轻地拍打头皮，或者用梳子缓慢地梳理头发。拍打一开始先慢慢地、轻轻地，再逐渐增加力度，其技巧是要有节奏感。采用此种手法能改善头部血液循环，消除头部、眼部的疲劳，同时也具有护发的功效。选用木质、宽齿的梳子为佳。

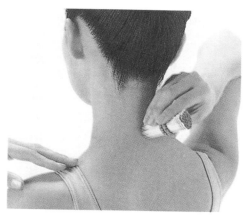

牙签

　　牙签在按摩时可以单用，也可以绑起来用。用牙签较平的一端来刺激鼻翼两侧的穴位能起到改善鼻塞的功效。用橡皮筋将20～30支牙签绑成1束，这样按摩起来会比只使用1支牙签的刺激效果来得温和。此方法适合用来刺激小儿及体力较差的患者，刺激颈后穴位具有改善体质的效果。

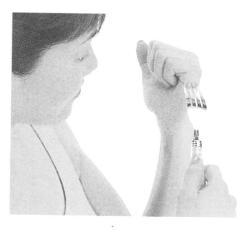

叉子

　　叉子是最适宜小儿及老人所使用的穴位刺激道具，可用来刺激手脚及头部。刺激小指根部的穴位有预防感冒的功效，用叉子触压此处持续3秒后休息2秒，如此反复几次即可。操作时先用叉子碰触皮肤，再慢慢地施力。注意不可太过用力，以免划伤皮肤。

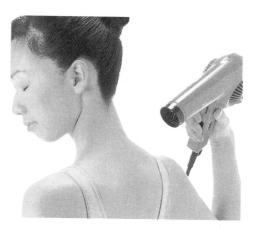

吹风机

　　在距离皮肤10厘米处用吹风机对着穴位吹热风，并左右微微摇动吹风机来刺激穴位。当受风寒或感冒时，用吹风机吹热颈部下方，脊椎的温暖感可使背肌完全伸展开来，方法简单有效。注意要左右轻微摇动吹风机，不让热风固定吹同一处，也不要让吹风机离皮肤太近，尽量不使用强风。

高尔夫球

背部：沿着脊椎两侧的肌肉上下滑动按摩，这种手法需要别人帮忙才可进行，力度以感觉舒服为宜。在按摩过程中，持球的按摩者的手心也得到了按摩，可谓一举两得。

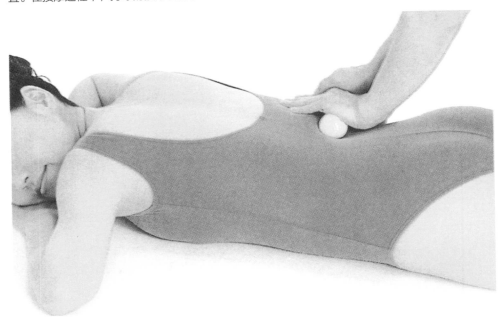

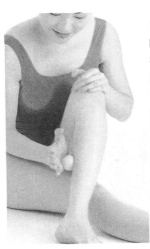

腿部：在按摩腿部时，坐在地板上进行比较合适。大腿到膝盖的按摩与臂部按摩手法相同，分成4点来按摩。膝盖到脚踝的小腿部分则分成3点，将膝盖伸直来进行操作会比较容易达到按摩效果。小腿肚可用较轻的力度来按摩。

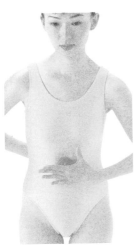

腹部：在肚脐的上方用高尔夫球以画圈的方式按摩，能够消除或减轻消化不良的症状。但要注意以不碰到肋骨为原则。

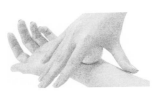

手臂：手臂自手腕至手肘的部分可分成4个按摩点来指压，此法可有效地消除前臂的疲惫感。

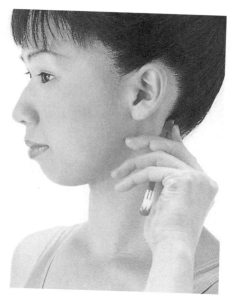

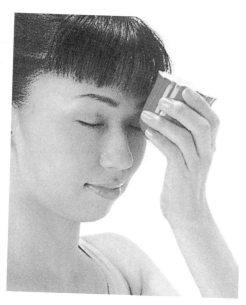

牙刷

　　小儿的肌肤娇嫩，按压刺激可能会造成其皮肤损伤，可以用家里废弃的旧牙刷来对小儿或成人皮肤娇嫩的部位进行按摩。

热咖啡杯

　　现在工作生活都离不开电脑，而长时间对着电脑，很容易产生眼睛疲劳。利用尚有余热的杯子放在眼眶上，温热一段时间，可消除眼部疲劳，同时让热的水蒸气进入眼中，效果更佳。

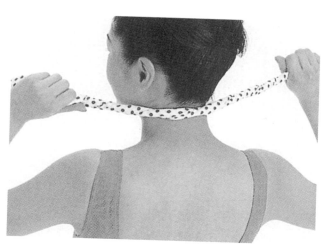

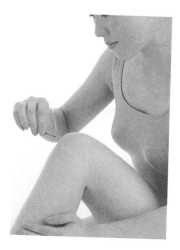

毛巾

　　用温热的湿毛巾缠绕并摩擦颈项、手腕、脚踝等处，能加快这些部位的血液循环，增加身体灵活度。按摩时，毛巾不可太热或太冷，以免伤害皮肤或达不到预期效果。

熏香

　　点燃香，在距身体穴位2厘米的地方进行温热，穴位发热后持续温热2秒后移开，以此步骤不断地重复几次即可。

⑨ 可以买到的按摩工具

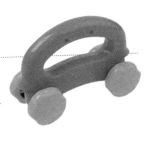

滚滚乐

在肌肤上滚动，令人舒爽

握住粉红色的把手，让黄色的轮子在皮肤上滚动，能消除肌肉酸痛，解除疲劳。你可以边看电视边按摩，能让你随时保持轻松的心情。其内附抗菌剂，能随时保持清洁。

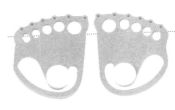

脚趾放松器

张开脚趾，放松足部

被束缚1天的双脚已疲惫不堪，此器具可以将被束缚住的脚趾张开，让双足得到放松。这是可以保持趾间通风良好，又不用光脚走路就能得到刺激的好工具。

按摩滚轮

原木的触感，有着自然的感觉

双手握住两侧把柄，轻轻地滚动，用它来按摩手脚会有令人意想不到的舒坦。由于它是以天然木制成的，所以能带给你很好的触感及适度的刺激。

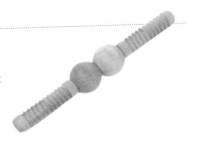

瘦身轮

凹凸不平的轮子，有助于消除赘肉

在大腿、背部、手臂等你觉得胖的地方滑动，这是不论各种体形都适用的身体按摩器。

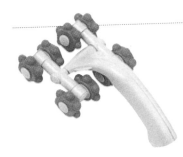

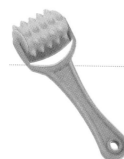

脸颊滚轮

让脸部看起来清秀小巧

具有弹性的凹凸滚轮在脸部做来回滚动时，能使皮下组织的血液循环畅通，不仅让皮肤看起来更光滑，而且还有瘦脸的功效。

足部按摩器

如口袋大小，随时可用

造型可爱、多彩且小巧的设计，放入旅行袋中方便携带，能帮助你随时解除旅游带来的疲惫，是你最佳的旅游伴侣。

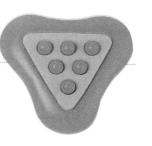

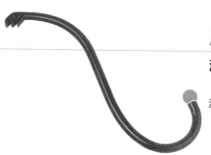

肩膀按摩球

消除肩膀酸痛的有效利器

将圆形球体置于肩膀处，只要拉紧柄端便能轻松地刺激穴位。另一侧的爪状部分，可当作抓痒器具使用。

健足球

随着球的转动轻松地按摩

坐在椅子上就能操作，不论是在家里还是在办公室，或者在旅行途中的车子里，简简单单就能达到刺激脚底的功效，能有效地消除脚部水肿。

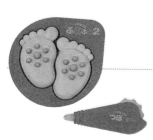

悠闲的放松工具

带给你转动刺激及脚底刺激

刺激脚底的"踏板"及会转动的"穴位按摩器"，两样为一组。轻巧且携带方便，能放进手提袋中，随时想用就可以用。

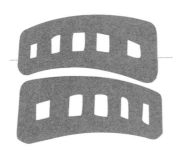

健康脚趾器

套上它行走能使脚趾得以舒展

将脚趾套进此器具使脚趾全部张开，可迅速消解足部疲劳。长期使用能改善第1趾侧弯及脚气病。

颈部按摩器

能紧紧夹住颈后

自己很难按摩到的颈部产生酸痛时，可利用两颗小球夹住颈部，便能达到消除酸痛的功效。它还具有让头脑清醒、消除眼睛疲劳的功效。

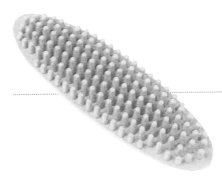

按摩踏板

踏脚板的足部按摩法

双脚站在表面凹凸不平的板子上，利用凸出部分刺激脚底。在厨房做菜时，脚踏此板会让你全身轻松、舒畅无比。

猫脸踏板

利用小凸起物来按摩

这是陶制且表面具有许多小凸起的按摩器，背后还有猫脸的造型。脚踩上去会带给你清凉的感觉。

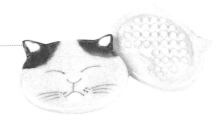

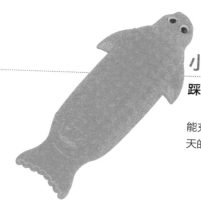

小海獭按摩器

踩踏之间使你血液循环通畅

　　这是一个类似脚形的脚底按摩器。脚踏在上面凸起的部分能充分刺激脚底，使你十分舒服。此道具不仅能帮助你消除一天的疲劳，还附有不伤肌肤的抗菌防臭配方。

按摩手套

从手套便可得知穴位所在

　　这是能帮助你迅速得知穴位所在位置的手套。如果戴上它进行指压，就不会压错地方了。

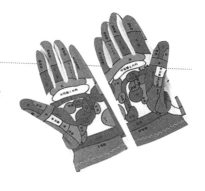

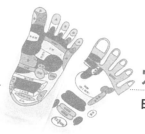

穴位袜

由袜子便可得知穴位所在

　　这组袜子能帮助你正确找到各穴位的所在位置。脚底下有许多有关身体各部位的穴位，刺激这里的穴位，有助于消除身体各种病痛。

按摩浴枕

洗澡时可刺激颈部与肩部

　　这是能消解酸痛及疲劳的浴枕，将背后的吸盘附着在浴缸中，把颈及肩靠紧此处，再利用身体的力量来按摩，即可达到松弛肌肉、解压的目的。

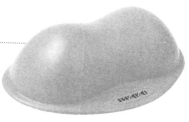

⑩ 指压的基本手势

在进行指压时，应该依据指压部位的不同来改变手指的运用技巧，这样，一套指压法做下来，手指才不会酸痛。下面介绍6种指压手法，经常换着用，即可收到良好的效果。

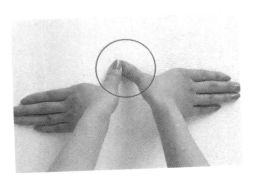

用两手的拇指做指压

动作要点

　　左右手的拇指并拢，以拇指指腹来指压穴位。此时，要尽量伸直手指关节，这是使手指不致感到疼痛的窍门。其他的四个指头则负有支撑拇指的任务，让拇指指尖不致翘起。

适用部位

　　腿部，或给他人做指压时。

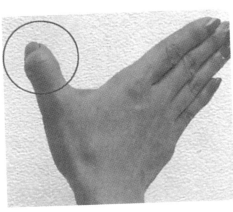

用拇指指尖做指压

动作要点

　　如果想强烈刺激手指、脚趾及脸部时，弯起拇指关节用指尖指压是最好的方法。此时，其他的四指顶住肌肤，让指尖能平均用力。

适用部位

　　需要强烈刺激的手指、脚趾及脸部。

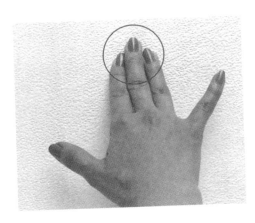

用三个手指做指压

动作要点

　　将示指、中指、环指伸直并拢进行指压。用力过度会使手指疼痛，即使伸直关节也要小心。此法虽然不会带来强烈的刺激，但是如此轻微的指压仍会让你感觉舒服。

适用部位

　　任何部位。

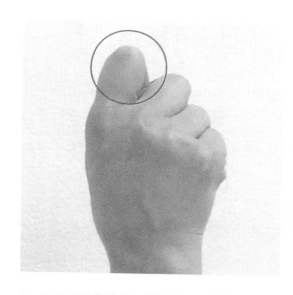

以指间关节做指压

— 动作要点 —

此方法是握紧拳头以示指的指间关节做指压。以手指指腹指压酸痛处时，如果手指会疼痛，改用此法能助你轻松享受指压带来的舒适感。紧握拳头能使力度平均，可以利用指压颈部、手臂等部位来学习使用这种方法。

—适用部位—

颈部、手臂。

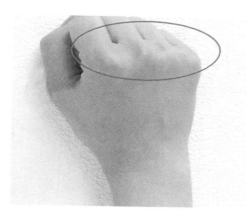

用拳头做指压

— 动作要点 —

紧握拳头以凸出的关节做指压。此方法在自己徒手做背部指压时，相当适用。将拳头置于背部下方，以自己身体的重量来施力，如能紧握拳头，则指压的手就不会有疼痛的感觉。同时也可将此法应用于颈部的指压上。

—适用部位—

背部、颈部。

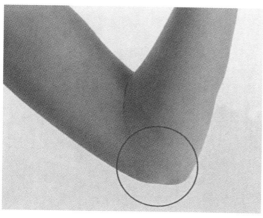

用手肘做指压

— 动作要点 —

手臂弯曲，以手肘来施力能产生固定且较强的力度。脊椎两侧等较难指压的地方，手肘是最佳的工具。只是当你用体重来施力时，可能会过度用力，故开始时要慢慢地施力，再依所需逐渐加强力度。

— 适用部位 —

脊椎两侧。

⑪ 指压按摩的操作方法

　　除指压外，还有很多种按摩手法，其实所谓的手法，并不仅仅只限于手上的动作而已，只要自己感觉舒服，任何部位都可以用。按摩手法变化繁多，大致可以分为：按、摩、揉、推、拿、捻、抹、擦、捏、点、摇、梳、拍、捋、拨、击、搓、掐、振、滚、扳等。这些手法根据其力度、着力点、作用时间的差别，各自都有适合的部位和穴位，可以针对治疗不同的病症。

　　根据其作用，可以将这些手法归纳为五大类：解痉手法、开窍手法、顺气手法、发散手法和整复手法。具体可见下表。

类别	手法	功效及适应证
解痉手法	推、揉、滚、捻、捋	缓解痉挛、舒筋活血，用于放松肌肉、消除紧张和疼痛感
开窍手法	掐、拍、抹、梳	提神醒脑、兴奋神经等
顺气手法	按、摩、揉、推、擦、搓、捏、摇、梳、捋、击、振、拨	疏通经络、行气活血，这类手法运用较广，对于各类适合穴位按摩的病症都有一定的效果
发散手法	按、拿、点	可以清热泻火，用于外感风寒、心烦、精神不振、经络不通等症状
整复手法	摇、刮、扳	这类手法可以消淤止痛，适用于关节损伤、脱臼、错位及软组织损伤病症的整复和消肿止痛

按 法

功效简介

　　按法具有安心宁神、镇静止痛、开闭通塞、放松肌肉、矫正畸形等作用。

适用范围

　　指按法适用于全身各部腧穴，掌按法常用于腰背、下肢，肘按法常用于腰背、臀部、大腿等肌肉丰厚部位。按法常与揉法结合，组成按揉复合手法。

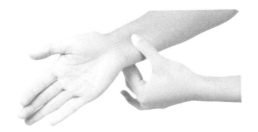

❶ 指按法

　　用拇指、示指、中指的指端或螺纹面垂直向特定部位按压。

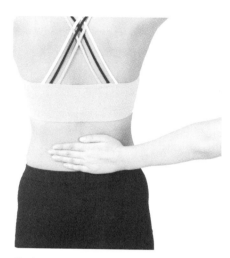

❷ 掌按法

用手掌根部着力向下按压，可用单掌
按或双掌按，亦可双手重叠按压。

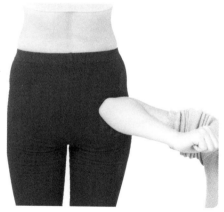

❸ 肘按法

将肘关节弯曲，用凸出的尺骨鹰嘴着力
按压特定部位。

摩　法

功效简介

理气和中、行气和血、消积导滞、祛淤消
肿、健脾和胃、清肺排浊。

适用范围

摩法轻柔缓和，常用于胸腹、胁肋部。

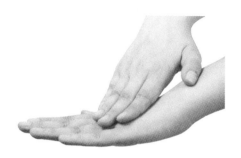

❶ 指摩法

示指、中指、环指相并，指腹附着于特
定部位按顺时针或逆时针做环转运动。

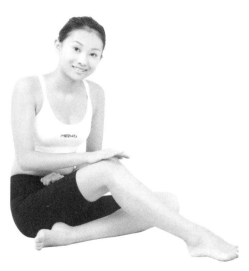

❷ 掌摩法

用手掌掌面附着于施术部位，做有
节律的环形摩动。

揉 法

功效简介

宽胸理气、消积导滞、活血化瘀、消肿止痛、祛风散寒、舒筋活络、缓解痉挛。

适用范围

揉法轻柔缓和，刺激量小，适用于全身各部位。

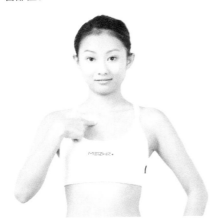

❶ 指揉法

用拇指、示指、中指的指端或螺纹面垂直向特定部位揉压。

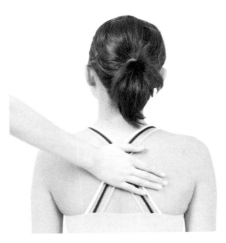

❷ 掌揉法

用手掌大鱼际或掌根着力于施术部位做轻柔缓和的揉动。

推 法

功效简介

行气活血、疏通经络、舒筋理肌、消积导滞、解痉镇痛、调和营卫。

适用范围

可在人体各部位使用。

注意事项

推法操作时，着力部位要紧贴皮肤，用力要稳，速度要缓慢均匀。

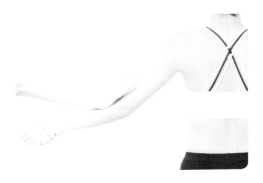

拿 法

功效简介

祛风散寒、通经活络、行气开窍、解痉止痛、祛淤生新。

适用范围

拿法刺激较强，多作用于较厚的肌肉、筋腱。

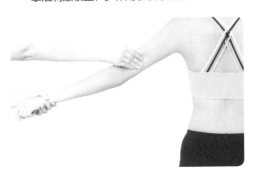

拿法包括三指拿法、四指拿法、五指拿法三种，是指用拇指和示指、中指两指或其他三指、四指对称地用力，提拿一定部位或穴位的手法。

捻 法

功效简介

消肿止痛、缓解痉挛、润滑关节。

适用范围

捻法要求操作轻快灵活,主要适用于四肢指间关节。

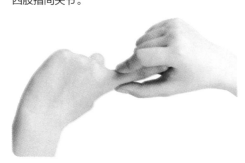

用拇指、示指指腹捏住施术部位,两指做对称有力的环转捻动的手法。

抹 法

功效简介

具有开窍宁神、清利头目、行气活血、温经散寒等作用。

适用范围

拇指抹法常用于头部和颈项部,掌抹法常用于胸腹、腰背部。

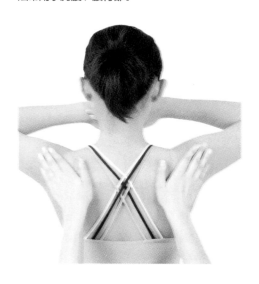

擦 法

功效简介

具有行气活血、疏通经络、消肿止痛、健脾和胃、温阳散寒等作用。

适用范围

掌擦法温度较低,多用于胸腹胁部;小鱼际擦法温度较高,多用于腰背臀及下肢;大鱼际擦法温度中等,可用于全身各部。

注意事项

擦法可用于身体各部,擦法操作时可涂抹润滑油,在本法操作后,不宜在该处再施其他手法,以免皮肤损伤。

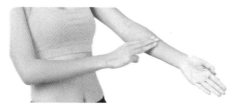

❶ **指擦法**

将示指、中指两指或示指、中指、环指三指并拢,用螺纹面进行摩擦。

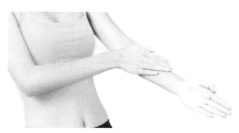

❷ **掌擦法**

用手掌面紧贴皮肤进行摩擦。

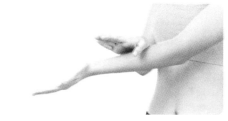

❸ **鱼际擦法**

用大鱼际或小鱼际紧贴施术部位往复摩擦。

捏 法

功效简介

具有舒筋通络、行气活血、消积化瘀、调理脾胃等作用。

适用范围

捏法常用于头颈、项背、腰背及四肢。

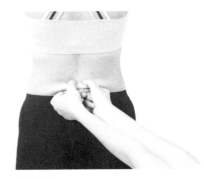

❶ 两指捏法

用拇指指腹和示指第2指间关节桡侧面相对用力，将肌肉提起做一捏一放的动作。

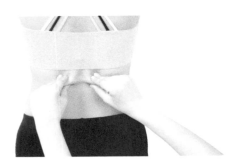

❷ 三指捏法

用拇指指腹顶住皮肤，示指和中指在前按压，三指同时用力提拿肌肤，双手交替向前移动。

点 法

功效简介

具有疏通经络、活血止痛、开闭通塞、调理脏腑等作用。

适用范围

点法作用面积小，刺激大，用于全身穴位。

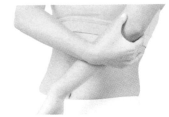

❶ 拇指点法

用拇指指端按点体表。

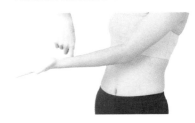

❷ 屈指点法

包括屈拇指点法和屈示指点法。即弯曲手指时，用拇指指间关节桡侧或示指近侧指间关节点压施术部位。

摇 法

功效简介

具有润滑关节、松解粘连、解除痉挛、整复错位等作用。

适用范围

适用于颈、项、肩、腰及四肢关节。

注意事项

摇法必须在各关节生理活动范围内进行，不可用力过猛。

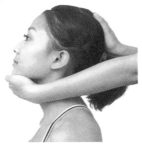

❶ 摇颈法

用一只手扶住患者头顶，另一只手托住其下颌，左右适度环转摇动。

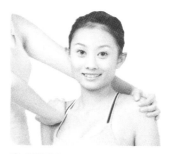

❷ 摇腰法

患者取坐位，按摩者用双腿夹住患者的一条腿，双手分别扶住其两肩，用力向左右旋转摇动。

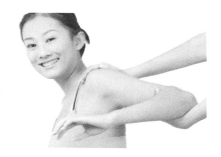

❸ 摇肩法

用一只手扶住患者肩部，另一只手握住其手腕部或托住其肘部，做环转摇动。

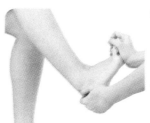

❹ 摇踝法

按摩者一只手托住患者的足跟，另一只手握住其足趾部，做环转摇动。

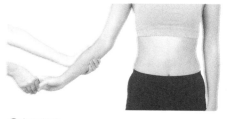

❺ 摇腕法

按摩者一只手握住患者前臂桡侧，另一只手握住其手掌，做环转摇动。

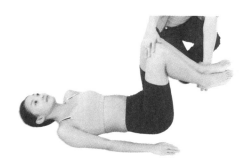

❻ 摇髋法

患者仰卧，按摩者一只手托住患者足跟，另一只手扶住膝部使膝关节屈曲，然后使髋关节做环转摇动。

梳　法

功效简介

具有疏通经络、活血化瘀、清利头目、醒脑提神等作用。

适用范围

多用于头、胸等部位。

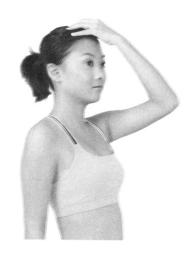

五指微屈，自然展开，用手指末端接触体表，做单方向的滑动梳理手法。

拍 法

功效简介

　　具有舒筋活络、行气活血、解除痉挛等作用。

适用范围

　　拍法主要作用于肩背、腰臀及下肢部。

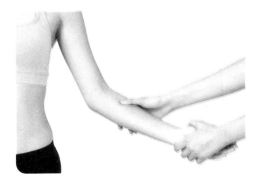

　　用拇指指端或肘尖着力于施术部位的肌肉、筋腱上，做垂直方向的左右来回拨动的手法。

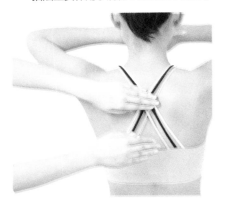

捋 法

功效简介

　　具有舒筋活络、润滑关节、行气活血等作用。

适用范围

　　捋法用于手指和脚趾。

击 法

功效简介

　　具有舒筋通络、调和气血、提神解疲等作用。

适用范围

　　指击法多用于头部，拳击法多用于腰背部，小鱼际击法多用于肩背、下肢，掌击法多用于腰臀、下肢。

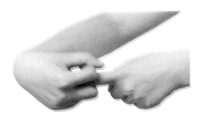

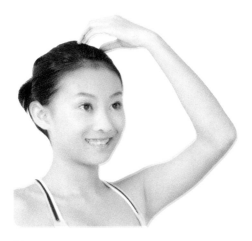

拨 法

功效简介

　　具有松解粘连、解痉止痛、行气活血、疏通经络等作用。

适用范围

　　拨法属于强刺激手法，术后常配用顺着肌腱和肌纤维走向的推抹梳理法。

❶ **指击法**

　　用手指末端着力击打。

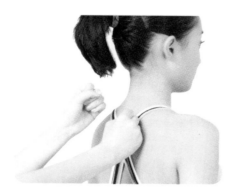

❷ 拳击法

手握空拳，用拳背或小鱼际侧击打，又称捶打法。

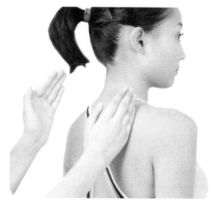

❸ 小鱼际击法

手掌伸直，用单手或双手小鱼际着力击打。

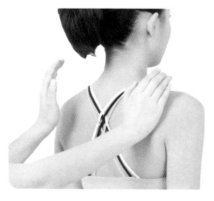

❹ 掌击法

手指自然松开，用掌根部击打。

搓 法

功效简介

具有疏通经络、调和气血、放松肌肉等作用。

适用范围

多用于四肢、胸胁等部位。

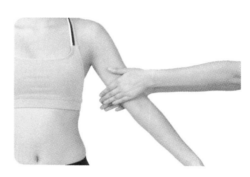

用双手掌面夹住肢体或用单手、双手掌面着力于施术部位，做交替搓动或往返搓动。

一指禅推法

功效简介

具有舒筋活血、调和营卫、祛淤消积、健脾和胃、温通经络等作用。

适用范围

适用于全身各部穴位。

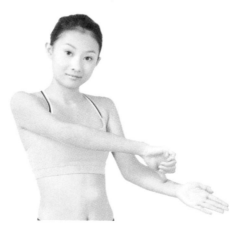

用拇指指端、螺纹面或偏峰端着力于施术部位，沉肩、垂肘、悬腕，通过腕关节的摆动和拇指关节的屈伸活动来回推动。

掐 法

功效简介

具有开窍醒脑、回阳救逆、调和阴阳、疏通经络、运行气血等作用。

适用范围

用于人中或十宣等肢端感觉较敏感的穴位。

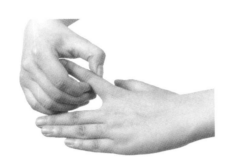

用手指指甲端用力掐压穴位。

掖 法

功效简介

具有疏通经络、祛风散寒、活血止痛、放松肌肉、解除痉挛、润滑关节等作用。

适用范围

压力较大，接触面较广，适用于肩背、腰臀、四肢等肌肉丰满处。

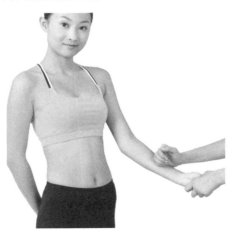

扳 法

功效简介

具有纠正错位、解除粘连、通利关节、舒筋活络等作用。

适用范围

常与其他手法配合应用于颈、腰等全身关节。

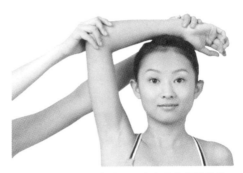

用双手按反方向或同一方向用力扳动肢体，使受术的关节在正常活动范围内被动达到最大活动限度。

振 法

功效简介

具有理气和中、化痰消积、调节肠胃、活血止痛等作用。

适用范围

振法常用于全身各部穴位。

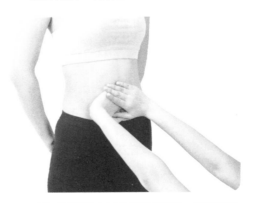

手掌或手指着力于体表施术部位，用前臂和手部肌肉静止性收缩发力，产生振动。

⑫ 小运动成就大健康

如何指压更舒服

手指不易酸痛的指压法

如果随便用指尖乱按，极易造成手指受伤或酸痛。拇指指腹放置在穴位上，张开手掌，其他四指并拢置于皮肤上，用这四指来支撑拇指做指压，是最不易让拇指受伤的方法。施力时，要如右图般拇指与关节以垂直方向施力，这样才不会给拇指关节带来负担。

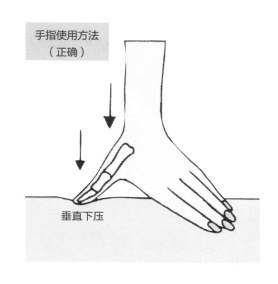

手指使用方法
（正确）

垂直下压

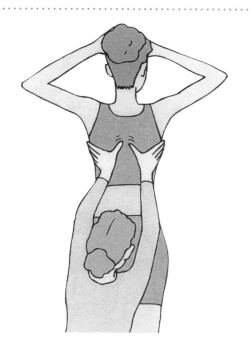

与被指压者互动

如果在指尖用力的话，不但容易伤到手指，被指压者也会感到不舒服。

找到使被指压者感到舒服的那一点后，再伸直手肘，以垂直方向慢慢地增加身体的重量。如果突然用力，被指压者会觉得十分疼痛，但如果观察其呼吸节奏来配合指压动作，就可以令被指压者倍感舒适。

消除疲劳的运动

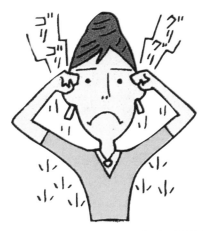

让眼睛放轻松
指间关节指压

长时间注视文书或计算机画面容易使视力无法集中，此时你可以用指间关节按住目外眦与耳朵向上垂直延伸线的交点处小心指压，即可获得改善。

也许你会稍感疼痛，但只要忍耐一会儿继续指压，那些必须眯眼才看得清楚的文字也能被清楚地看到了。

完全消除倦容
洗脸时的脸部体操

结束忙碌的一天，来到镜子前清洗一脸的倦容，最好能使僵硬一天的肌肉得到充分舒展，进而得以消除工作压力。在此介绍一种有效的脸部体操。

洗脸时张开口大声说："我是最棒的！"然后再一个字一个字地用力做出嘴形，并各停留5秒，再放松肌肉。如此重复几次，便可消除脸部疲劳。

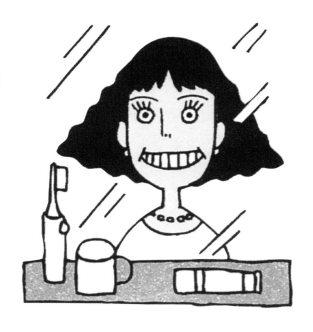

头晕眼花想睡觉时
振奋精神的伸展操

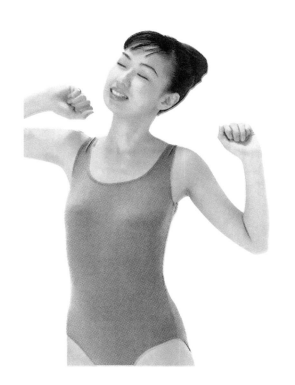

　　不断地与袭击而来的睡魔交战是相当辛苦的事，当然放弃挣扎而能暂时小睡片刻是很美好的，但并不是事事都能尽如人意。

　　当头脑昏沉时，请深呼吸，张开手臂扩胸，便可感到前胸的筋骨慢慢地得到舒展。待血液流到脑部时，就能使精神为之一振，工作效率自然也会提高。

腰腿放松运动

消除胃部疲劳的
捶背运动

　　你是否常有到了吃饭时间却没有食欲的经历呢？建议你，敲打背部剑突到肚脐之间的部位，也就是胃的后侧，便可达到改善食欲的效果。

　　当你听到"咕噜咕噜"的声音，就表示胃部已开始活动，已由疲惫转为放松，食欲也就"呼之欲出"。

仰躺，将膝盖弯曲并左右摆动。此时双手可稍微张开平放在地上，慢慢地扭动腰部。在生理期来的第2～3天前开始做，每天做3回（共30次）。可改善生理期第1天的剧烈疼痛，使你在整个生理期轻松不少。

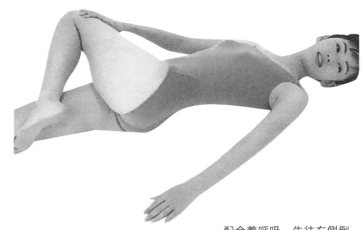

配合着呼吸，先往右侧倒，并尽量使膝盖碰地。

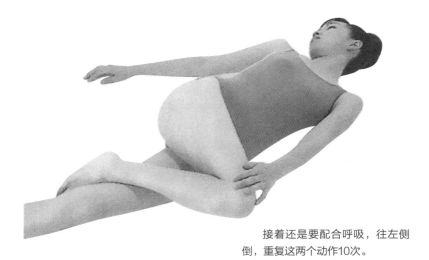

接着还是要配合呼吸，往左侧倒，重复这两个动作10次。

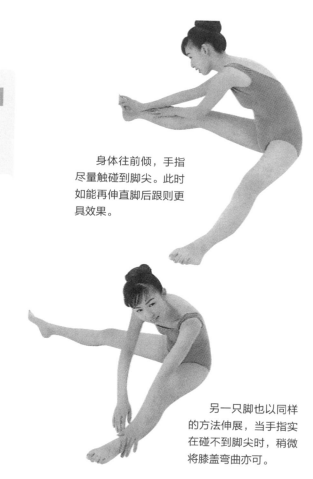

治疗腰痛及脚底发冷的
腿部肌肉伸展运动

腰痛或脚底发冷，大多是由于脚的后侧肌肉僵硬的缘故。接下来让我们利用休息时间来做做运动吧！

首先坐在地板上，双脚张开，身体向前弯，尽量让手指触碰到趾尖，并左右交替进行。如此便可使支撑脊椎的左右背肌及脚部的肌肉得到伸展，就能消除腰痛及脚底发冷的症状。上半身向前弯曲困难的人，可请别人帮忙从后背往前压。

身体往前倾，手指尽量触碰到脚尖。此时如能再伸直脚后跟则更具效果。

另一只脚也以同样的方法伸展，当手指实在碰不到脚尖时，稍微将膝盖弯曲亦可。

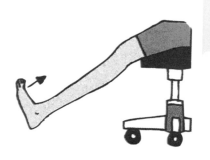

坐着就能预防脚部水肿的
脚后跟伸直运动

长时间站立，而觉得脚部水肿时，可试着伸直脚后跟看看。坐在椅子上，脚往前伸直，膝盖不能弯曲，尽可能地伸展脚后跟。让小腿肚肌肉得以完全伸展，即可使足部的血液循环变好。

每间隔1～2小时，做1～2分钟的脚后跟伸直运动，便可彻底告别脚部水肿。

本章看点

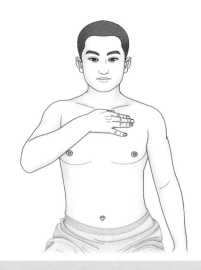

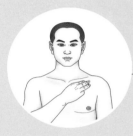

第二章
保护脏腑的健康大穴

五脏六腑是相互影响的整体，无论哪个出了问题，其他部位都会发生连锁反应，继而出现恶性循环。中医讲，医已病之病的是下医，医欲起之病的是中医，医未病之病的才是上医。因此，我们在病未起之时就要多按穴位增强脏腑的功能。本章介绍为五脏六腑"保驾护航"的 28 个健康大穴，读者可以根据自身需求和实际情况来进行按摩保健。

13 极泉穴 养心大穴①

命名 极，水之高而有源者；泉，心主血脉，如水之流。穴当心经之最高处，因名"极泉"。

● **主治**

①各种心脏病、心肋满痛。②长期按压此穴，对臂肘寒冷、肩关节炎、肋间神经痛、心肌炎、心绞痛、黄疸、腋臭等病症，有很好的调理和保健功能。

精确取穴

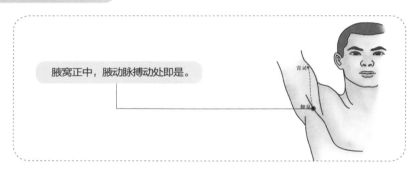

腋窝正中，腋动脉搏动处即是。

青灵

极泉

取穴技巧及按摩

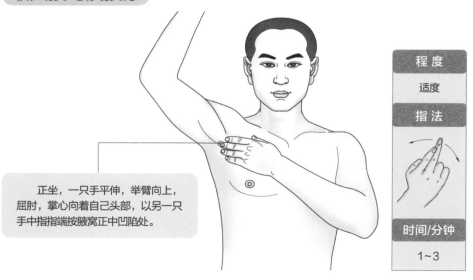

正坐，一只手平伸，举臂向上，屈肘，掌心向着自己头部，以另一只手中指指端按腋窝正中凹陷处。

程 度
适度
指法
时间/分钟
1~3

神门穴 养心大穴②

命名 出入之处为门，穴属心经，心藏神，主治神志病；又有人神出入门户之议，针灸此穴，可开心气的郁结，使神志得舒，心神有所依附，因名"神门"。

● **主治**

①有安神、宁心、通络的功效，主治心烦失眠，采用针灸有特效。②神门是精、气、神的进入处，实为治疗心脏疾病的重要穴位。③为治疗心悸、心绞痛、多梦、健忘的特效穴。④长期按压此穴，对糖尿病、扁桃体炎、腕关节运动障碍等病症有很好的调理和保健功能。

精确取穴

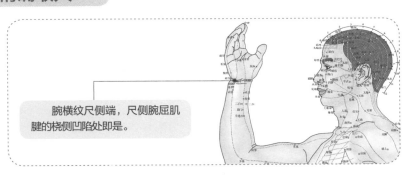

腕横纹尺侧端，尺侧腕屈肌腱的桡侧凹陷处即是。

取穴技巧及按摩

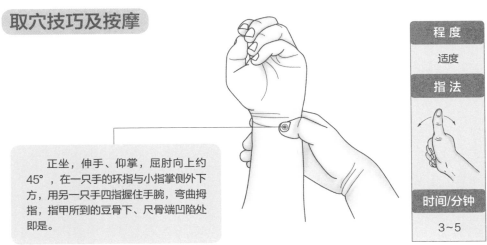

正坐，伸手、仰掌，屈肘向上约45°，在一只手的环指与小指掌侧外下方，用另一只手四指握住手腕，弯曲拇指，指甲所到的豆骨下、尺骨端凹陷处即是。

程 度
适度
指 法
时间/分钟
3~5

周荣穴 健脾大穴①

命名 周，遍布、环绕的意思；荣，指草类开花或谷类结穗时的茂盛状态。"周荣"的意思是说脾经的地部水湿大量蒸发，并化为天部之气。本穴的物质来源于从上部区域流散至此的地部水液，到达本穴的地部水液受心室外传之热的作用，又大量气化上行天部，于是气化之气如同遍地开花之状，脾土还原为本来的燥热之性，所以名为"周荣穴"。

● **主治**

①此穴具有生发脾气、止咳平喘的作用。②按揉此穴，对咳嗽、气逆、胸胁胀满具有明显的疗效。

精确取穴

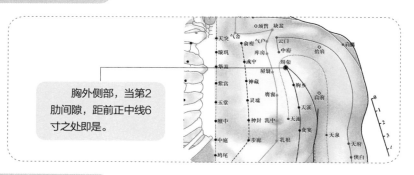

胸外侧部，当第2肋间隙，距前正中线6寸之处即是。

取穴技巧及按摩

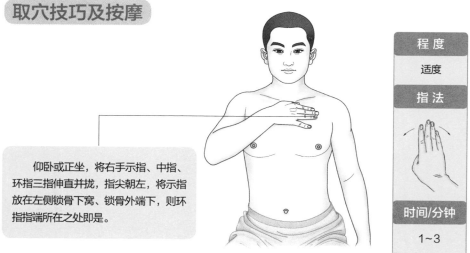

仰卧或正坐，将右手示指、中指、环指三指伸直并拢，指尖朝左，将示指放在左侧锁骨下窝、锁骨外端下，则环指指端所在之处即是。

程度
适度
指法
时间/分钟
1~3

府舍穴 健脾大穴②

命名

府，脏腑的意思；舍，来源之意。"府舍"的意思是说此处穴位的气血来自于体内脏腑。三焦内部，各脏器外溢的水液因三焦包膜的约束而存在于三焦之内，在重力的作用下，三焦内的水液聚集在下腹部，水液达到了腹部内外通孔的高度后，就会循腹部内外通孔溢向体表，因此本穴为足太阴经与阴维脉交会之处。

● 主治

①此穴具有润脾燥、生脾气的作用。②经常按揉此穴，能够缓解腹痛、疝气等症状。

精确取穴

人体的下腹部，当脐中下4寸，冲门穴上方0.7寸，距前正中线4寸处即是。

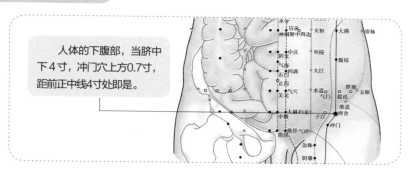

取穴技巧及按摩

正坐或仰卧，右手五指并拢，将拇指放于肚脐处，找出肚脐正下方小指边缘之处。以此为基点，再将右手手指向下，拇指放于此点处，则小指边缘之处即是此穴。以此法找出左边穴位。

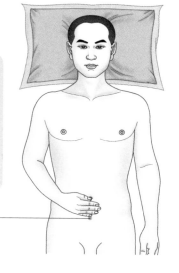

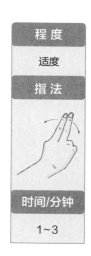

| 程 度 |
| 适度 |
| 指 法 |
| 时间/分钟 |
| 1~3 |

足三里穴 和胃大穴①

命名 主治腹部上、中、下三部之症，故名"三里"，又因它位于下肢，为了和手三里区别，因此称为"足三里"。里，居也，穴在膝下三寸(太素，杨上善注：一寸一里也)，胫骨外侧而居，故名。

● **主治**

①能够理脾胃、调气血、补虚损，主治一切胃病。②对急慢性胃炎、胃溃疡、消化不良、胃痉挛、食欲不振，以及急慢性肠炎、便秘等有很好的疗效。

精确取穴

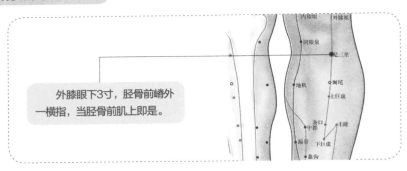

外膝眼下3寸，胫骨前嵴外一横指，当胫骨前肌上即是。

取穴技巧及按摩

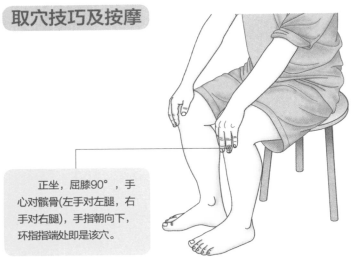

正坐，屈膝90°，手心对髌骨(左手对左腿，右手对右腿)，手指朝向下，环指指端处即是该穴。

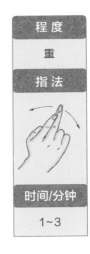

程度
重
指法
时间/分钟
1~3

图解揉揉捏压消百病一学就会

18 内关穴 和胃大穴②

命名 　内关穴又称为"阴维穴"。内，内部；关，关卡；"内关"是指心包经的体表经水由此穴位注入体内。

● 主治

①这个穴位对于因妊娠呕吐、晕车、手臂疼痛、头痛、眼睛充血、恶心想吐、胸胁痛、上腹痛、腹泻等症状，具有明显的缓解作用。②长期按压这个穴位，对心绞痛、精神异常、风湿性疼痛、胃痛、中风、偏瘫、偏头痛等，具有明显的改善和调理作用。

精确取穴

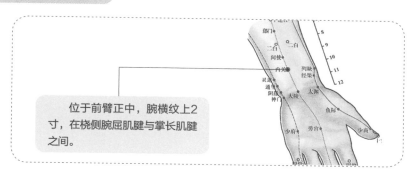

位于前臂正中，腕横纹上2寸，在桡侧腕屈肌腱与掌长肌腱之间。

取穴技巧及按摩

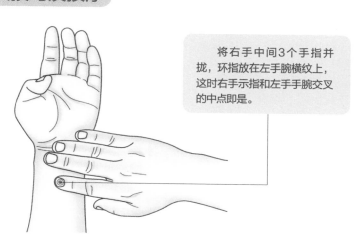

将右手中间3个手指并拢，环指放在左手腕横纹上，这时右手示指和左手手腕交叉的中点即是。

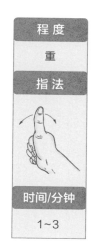

程度
重
指法
时间/分钟
1~3

19 天枢穴 和胃大穴③

命名 依据《易理·阴阳五行》学说："脾胃为后天之本，五行属土。"此穴是足阳明胃经经气发出的部位，并且位于胃经的枢纽位置，故名之。以天枢喻作天地之气相交之中点，正居人身之中点，应天枢之星象，故名"天枢"。

● 主治

①天枢穴可调理肠胃、调经止痛，主治便秘、腹泻、肠鸣等病症。②对于腹痛、虚弱劳损等疾病，也有很好的治疗作用。③对月经不调、痛经等妇科疾病有很好的治疗效果。

精确取穴

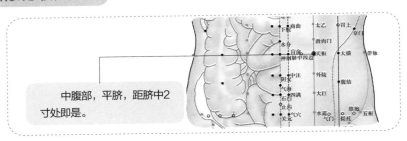

中腹部，平脐，距脐中2寸处即是。

取穴技巧及按摩

仰卧或正坐，双手手背向外，拇指与小指弯曲，中间三指并拢，以示指指腹贴于肚脐，环指指腹所在之处即是。

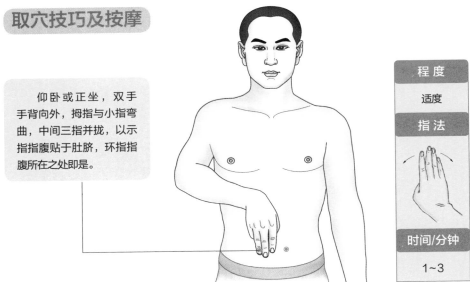

程度
适度
指法
时间/分钟
1~3

上脘穴 和胃大穴④

命名

上，上部的意思；脘，空腔的意思。"上脘"的意思是指胸腹上部的地部经水在此聚集。本穴物质为胸腹上部下行而至的地部经水，聚集本穴后再循任脉下行，经水由此进入任脉的空腔，所以名为"上脘"。

● **主治**

①按摩这个穴位，具有和胃降逆、化痰宁神的作用。②长期按摩此穴，对反胃、呕吐、饮食不化、胃痛、腹胀、腹痛、胃炎、胃扩张等具有良好的疗效。

精确取穴

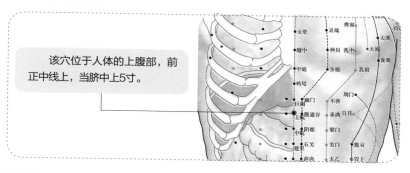

该穴位于人体的上腹部，前正中线上，当脐中上5寸。

取穴技巧及按摩

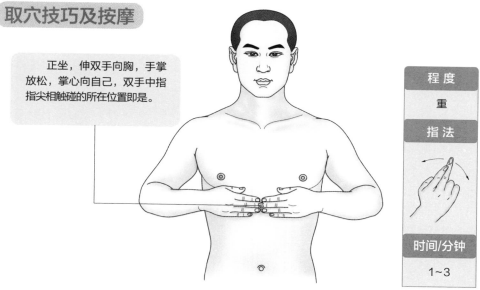

正坐，伸双手向胸，手掌放松，掌心向自己，双手中指指尖相触碰的所在位置即是。

程 度
重

指 法

时间/分钟
1~3

大横穴 润肠大穴 ①

| 命名 | 平线为横，谓旁侧也，本穴平脐，在肚脐之两旁，古之养生家谓"脐下为横津"。横津者，即腹内横通之径路也，相当于现代生理学的横结肠，故名"大横"。 |

● 主治

①本穴主治大肠疾病，尤其对习惯性便秘、腹胀、腹泻、小腹冷痛、肠道寄生虫病等病症，有很好的调理功效。②长期按压此穴，对多汗、四肢痉挛、肚腹肥胖等症，也有很好的调理和保健作用。

精确取穴

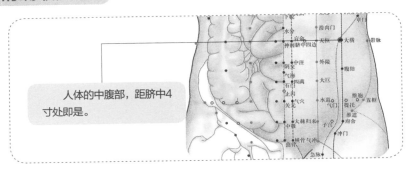

人体的中腹部，距脐中4寸处即是。

取穴技巧及按摩

正坐或仰卧，右手五指并拢，手指朝下，将拇指放于肚脐处，则小指边缘与肚脐所对之处即是。再依此法找出左边穴位。

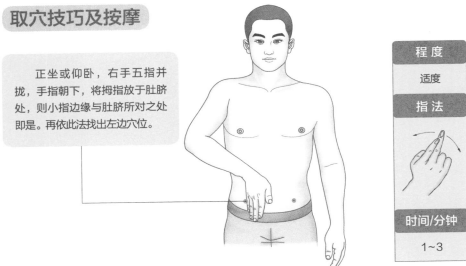

程度
适度
指法
时间/分钟
1~3

图解揉揉捏压消百病 一学就会

64

22 神阙穴 润肠大穴②

命名　神，尊、上、长的意思，这里指父母或先天；阙，牌坊的意思。"神阙"的意思是指先天或前人留下的标记。此穴位也称"脐中""脐孔""脐舍穴""命蒂穴"等。

● **主治**

①按摩这个穴位，有温阳固脱的作用，对小儿泻痢有效。②按摩这个穴位，能治疗急慢性肠炎、痢疾、脱肛、子宫脱垂、水肿、中风、中暑、肠鸣、腹痛、泻痢不止等。

精确取穴

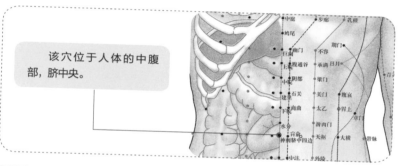

该穴位于人体的中腹部，脐中央。

取穴技巧及按摩

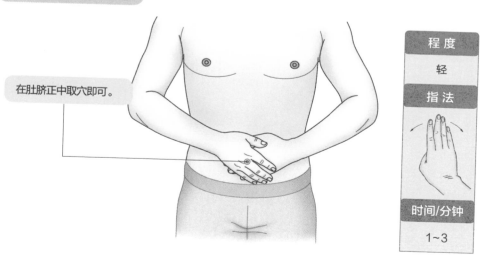

在肚脐正中取穴即可。

程度
轻

指法

时间/分钟
1~3

小海穴 润肠大穴 ③

命名　小与大相对；海，指穴内气血覆盖的范围广阔如海。因为小肠与胃相连，胃为水谷之海，又以六经为川，肠胃为海，此处穴位是小肠经经气汇合之处，比喻小肠之海，气血的范围极大，故名"小海"。

● **主治**

①长期按摩这个穴位，可以润肠补气、活血通络、清热消肿。②长期按压此穴，可以治疗听觉麻痹、下腹痛、四肢无力等病症。

精确取穴

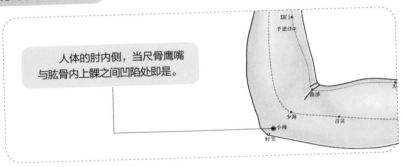

人体的肘内侧，当尺骨鹰嘴与肱骨内上髁之间凹陷处即是。

取穴技巧及按摩

伸臂屈肘向头，上臂与前臂约成90°。另一手轻握肘尖，拇指指腹所在的两骨间即是该穴。

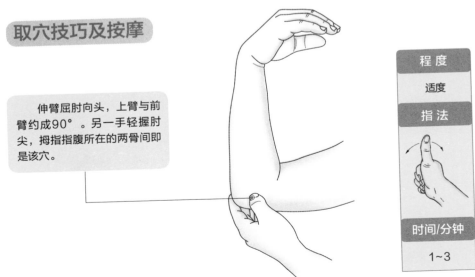

程 度
适度
指 法
时间/分钟
1~3

滑肉门穴 润肠大穴④

命名 此穴在腹部软肉处，又可润滑脾胃之门，故曰"滑肉门"。灵活为滑，以其舌为滑利之肉，该穴主治吐舌、舌强之疾，因名。此穴近肝脾之处，肝主脂，脾主肉，对于肥胖者有很好的消脂效果，因而得名。

● 主治

①按摩此穴，可以健美减肥、润滑肠胃。②长期按压本穴，对慢性胃肠病、呕吐、胃出血、月经不调、不孕症、肠套叠、脱肛等病症，能有很好的调理和保健作用。

精确取穴

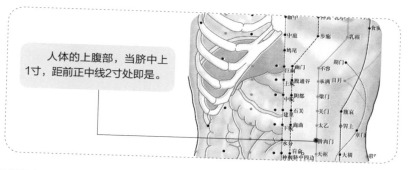

人体的上腹部，当脐中上1寸，距前正中线2寸处即是。

取穴技巧及按摩

仰卧或正坐，拇指与小指弯曲，中间三指伸直并拢，手指朝下，以示指第1指间关节贴于肚脐之上，则环指第2指间关节所处位置即是该穴。

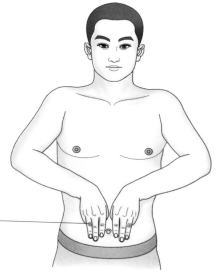

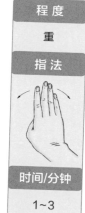

程 度
重
指 法
时间/分钟
1~3

鱼际穴 护肺大穴①

> **命名**　鱼际穴位于拇指后内侧赤白肉际，隆起如鱼形的肥肉之中，因此穴在该块隆起的边际凹陷处，故名"鱼际"。

◉ 主治

①按摩此穴，可以调理肺气、清热泻火、止咳平喘、解表宣肺。②长期按压此穴，对于头痛、眩晕、神经性心悸亢进症、胃出血、咽喉炎、咳嗽、汗不出、腹痛、外感风寒、脑出血、脑缺血等病症，有很好的调理和保健作用。

精确取穴

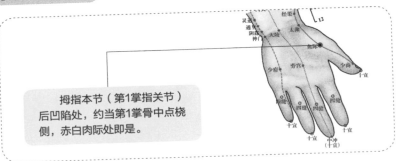

拇指本节（第1掌指关节）后凹陷处，约当第1掌骨中点桡侧，赤白肉际处即是。

取穴技巧及按摩

以一只手手掌轻握另一只手手背，弯曲拇指，以指甲垂直下按第1掌骨桡侧中点的肉际处即是。

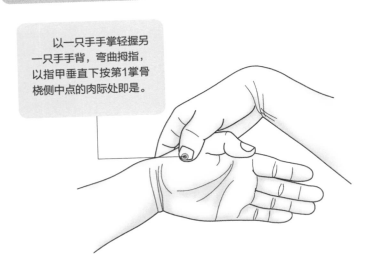

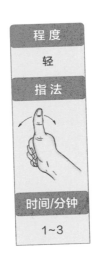

程度
轻
指法
时间/分钟
1~3

26 中府穴 护肺大穴②

命名　中，指中焦；府，是聚集的意思。手太阴肺经之脉起于中焦，此穴为中气所聚，又为肺之募穴，脏气结聚之处。肺、脾、胃合气于此穴，所以名为"中府"。又因位于膺部，为气所过的腧穴，所以又称"膺俞"。

● **主治**

①此穴可以肃降肺气、止咳平喘。②按摩此穴可以泻除胸中及体内的烦热，是支气管炎及气喘的保健特效穴。③长期按压此穴，对于支气管炎、肺炎、咳嗽、气喘、胸肺胀满、胸痛、肩背痛等病症，具有很好的调理和保健功能。

精确取穴

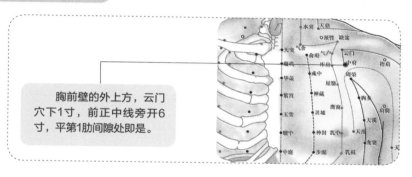

胸前壁的外上方，云门穴下1寸，前正中线旁开6寸，平第1肋间隙处即是。

取穴技巧及按摩

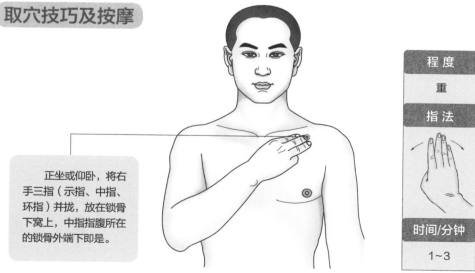

正坐或仰卧，将右手三指（示指、中指、环指）并拢，放在锁骨下窝上，中指指腹所在的锁骨外端下即是。

程　度
重
指　法
时间/分钟
1～3

27 扶突穴 护肺大穴③

命名　扶是扶持、帮助的意思；突的意思是冲。这个穴位的意思是大肠经的经气在外部热气的帮助下上行天部。因为此穴的物质是天鼎穴蒸发上行的水湿之气，水湿之气滞重，行到这里时无力上行于天，于是在心的外散之热的扶持下得以上行，所以名为"扶突穴"。

● **主治**

经常按摩这个穴位，能够治疗咳嗽、气喘、咽喉肿痛等症。

精确取穴

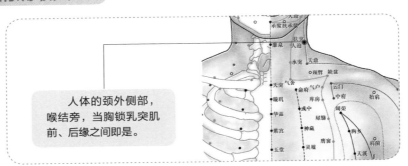

人体的颈外侧部，喉结旁，当胸锁乳突肌前、后缘之间即是。

取穴技巧及按摩

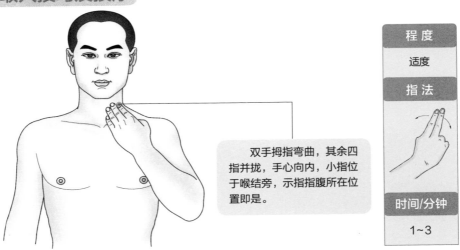

双手拇指弯曲，其余四指并拢，手心向内，小指位于喉结旁，示指指腹所在位置即是。

程度
适度
指法
时间/分钟
1~3

图解揉揉捏压消百病一学就会

28 迎香穴 护肺大穴④

命名 鼻从此迎香而入，又肺开窍于鼻，本穴可治鼻塞不闻香臭，因名"迎香"。

● 主治

①本穴主治鼻疾，如鼻腔闭塞、嗅觉减退、鼻疮、鼻内有息肉等。②长期按压此穴，对于颜面神经麻痹、颜面组织炎、喘息、唇肿痛、颜面痒肿等病症，有很好的调理和保健功能。

精确取穴

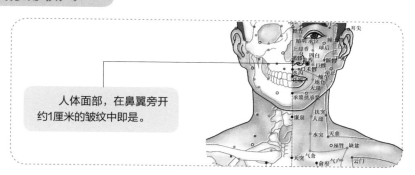

人体面部，在鼻翼旁开约1厘米的皱纹中即是。

取穴技巧及按摩

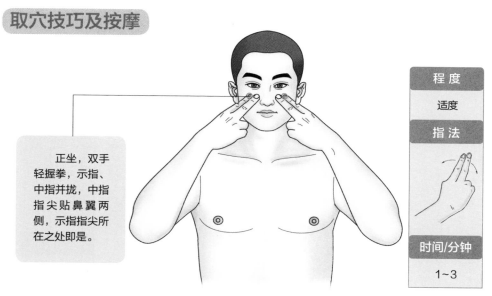

正坐，双手轻握拳，示指、中指并拢，中指指尖贴鼻翼两侧，示指指尖所在之处即是。

程 度
适度
指 法
时间/分钟
1~3

复溜穴 补肾大穴①

命名

复，是返还的意思；溜，通作流。本穴位居照海之次，是足少阴肾经经气所行之经穴，足少阴肾经之脉，至照海而归聚为海，并注输生发为阴维脉，至本穴复返而溜行，故名"复溜"。

● 主治

①本穴能调肾气、清湿热，主治肾炎、睾丸炎、功能性子宫出血、尿路感染、白带过多。②常按揉此穴，对于腹胀、泄泻、水肿、盗汗、热病汗不出、脚气病、腰痛等，都有很好的调理和保健功能。

精确取穴

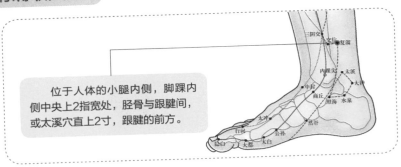

位于人体的小腿内侧，脚踝内侧中央上2指宽处，胫骨与跟腱间，或太溪穴直上2寸，跟腱的前方。

取穴技巧及按摩

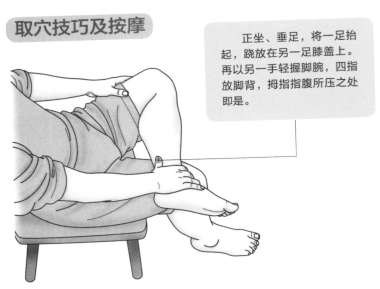

正坐、垂足，将一足抬起，跷放在另一足膝盖上。再以另一手轻握脚腕，四指放脚背，拇指指腹所压之处即是。

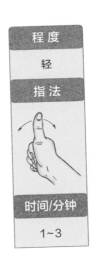

程度
轻
指法
时间/分钟
1~3

中极穴 补肾大穴②

命名 中，与外相对，这里指穴内；极，屋的顶部横梁；"中极"的意思是指任脉气血在此达到了天部中的最高点，故名"中极"，也称"气原穴""玉泉穴""气鱼穴"等。

● 主治

①按摩这个穴位，有助气化、调胞宫、利湿热的作用，能治疗遗精、阳痿、月经不调、痛经、带下、子宫脱垂、早泄、水肿等病症。②长期按摩这个穴位，对遗尿不禁、疝气、不孕、崩漏、白浊、阴痛、阴痒等症状，具有很好的调理和保健作用。

精确取穴

位于下腹部，前正中线上，当脐中下4寸。

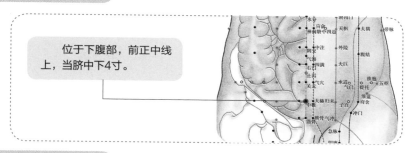

取穴技巧及按摩

双手置于小腹，掌心朝自己，双手中指指腹相触碰的所在位置即是。

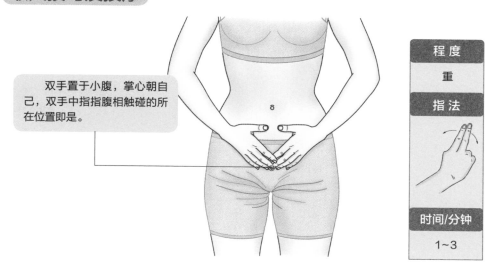

程 度
重
指 法
时间/分钟
1~3

关元穴 补肾大穴③

命名　穴在脐下三寸，为男子藏精，女子蓄血之处，是人生之关要真元之所存，元气(元阴、元阳)交关之所，穴属元气之关隘，故名"关元"。

● 主治

①长期按压此穴，有培肾固本、调气回阳之功效，主治阳痿、早泄、月经不调、崩漏、带下、不孕、子宫脱垂、闭经、遗精、全身衰弱。②长期按压此穴，对腹泻、腹痛、痢疾、小便不利、尿闭、尿路感染、肾炎等病症，有很好的调理和保健作用。

精确取穴

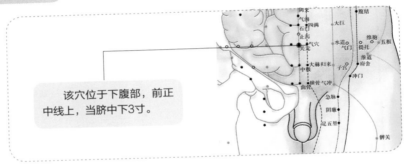

该穴位于下腹部，前正中线上，当脐中下3寸。

取穴技巧及按摩

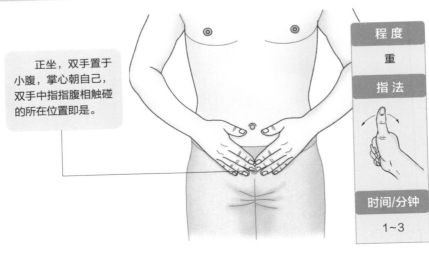

正坐，双手置于小腹，掌心朝自己，双手中指指腹相触碰的所在位置即是。

程度
重
指法
时间/分钟
1~3

命门穴 补肾大穴④

命名 又称"属累穴""精宫穴"。命，人的根本；门，出入的门户；"命门"指人体脊椎中的高温高压阴性水液由此穴外输督脉。

● **主治**

①按摩此穴对肾气不足、精力衰退，有固本培元的作用，对腰痛、腰扭伤、坐骨神经痛有明显的疗效。②经常按摩此穴能治疗阳痿、遗精、月经不调、头痛、耳鸣、四肢冰冷等病症。

精确取穴

在人体腰部，当后正中线上，第2腰椎棘突下凹陷处。

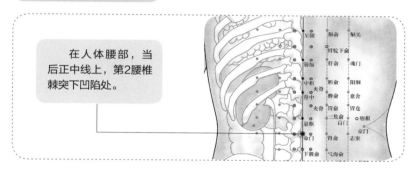

取穴技巧及按摩

正坐，伸两手至腰背后，拇指在前，四指在后。双手中指指腹相触碰的所在位置即是。

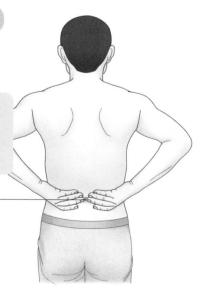

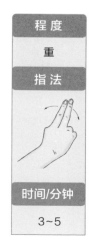

程度
重
指法
时间/分钟
3~5

太冲穴 疏肝大穴①

命名 肝也，其原气出于太冲，本穴为肝经之原穴。太，大也；冲者通道也。喻本穴为肝经的通道所在，亦即原气所居之处，故以为名。

● **主治**

①有平肝息风、疏肝理气、活血止痛的功效，主治头痛、眩晕、高血压、失眠。②长期按压此穴，对月经不调、乳腺炎、胁痛、胃痛、腹痛、痛经、外阴痛、便秘等病症，有很好的调理和保健作用。

精确取穴

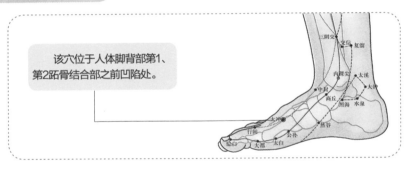

该穴位于人体脚背部第1、第2跖骨结合部之前凹陷处。

取穴技巧及按摩

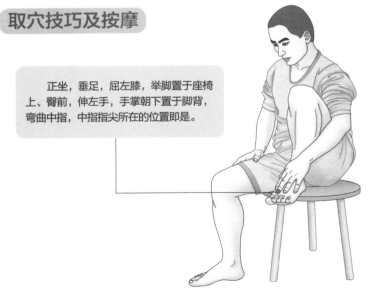

正坐，垂足，屈左膝，举脚置于座椅上、臀前，伸左手，手掌朝下置于脚背，弯曲中指，中指指尖所在的位置即是。

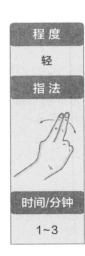

| 程度 |
| 轻 |
| 指法 |
| 时间/分钟 |
| 1~3 |

图解揉揉捏压消百病一学就会

34 膻中穴 疏肝大穴②

命名 又名"元儿穴""胸堂穴""上气海穴""元见穴"等。膻，羊臊气或羊腹内的膏脂，这里指穴内气血为吸热后的热燥之气；中与外相对，指穴内；"膻中"指任脉之气在此吸热胀散。

● **主治**

①按摩这个穴有调气降逆、宽胸利膈的作用，能够治疗支气管哮喘、支气管炎、咳嗽、心悸、心烦等疾病。②长期按压此穴，对乳腺炎、乳汁过少、肋间神经痛等病症，有很好的调理和保健作用。

精确取穴

位于胸部，当前正中线上，平第4肋间隙，或两乳头连线的中点。

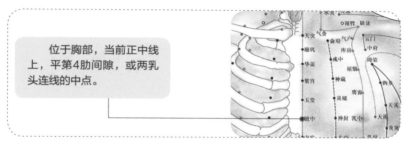

取穴技巧及按摩

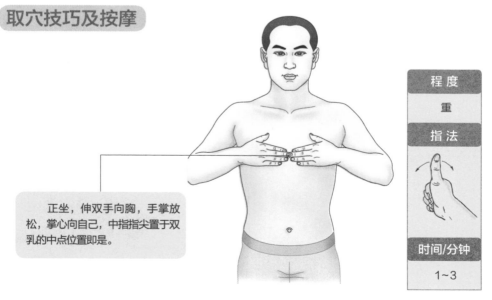

正坐，伸双手向胸，手掌放松，掌心向自己，中指指尖置于双乳的中点位置即是。

程度
重

指法

时间/分钟
1~3

35 章门穴 疏肝大穴③

命名 章门者是五脏(肝、心、脾、肺、肾)之气出入交经的门户，并为主治五脏病变之门户，故名"章门"。

● 主治

①本穴为五脏精气之会穴，有疏肝行气的功效，主治心胸郁闷、胃痉挛、肝气郁结、胸胁疼痛。②长期按压此穴，对肝脾大、肝炎、肠炎、泄泻、腹胀、呕吐等病症，有很好的调理和保健作用。

精确取穴

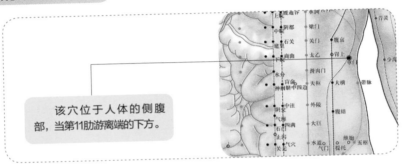

该穴位于人体的侧腹部，当第11肋游离端的下方。

取穴技巧及按摩

正坐或仰卧，双手掌心向自己，指尖朝下，放在腹侧肋骨上。用拇指、示指直下掌根处，所按形状像条鱼一般的肉厚处即是。或屈肘合腋肘，肘尖处即是。

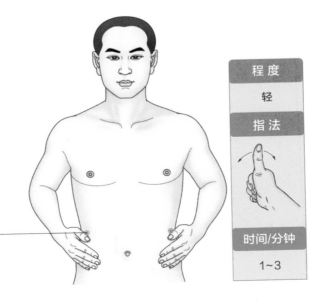

程度
轻
指法
时间/分钟
1~3

36 期门穴 疏肝大穴④

命名 期，周一岁也，岁有十二月，三百六十五日，肝经为十二经脉（应十二月）之终，期门为三百六十五穴（应一年之日）之终，故以"期名"。又本穴为人之气血归入的门户，故名"期门"。

● 主治

①有疏肝行气、化积散淤的功效，主治肋间神经痛、肝炎、胆囊炎、胸胁胀满。②长期按压此穴，对腹胀、呕吐、乳痈等病症，有很好的调理和保健作用。

精确取穴

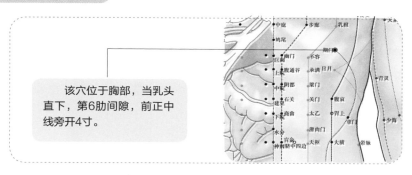

该穴位于胸部，当乳头直下，第6肋间隙，前正中线旁开4寸。

取穴技巧及按摩

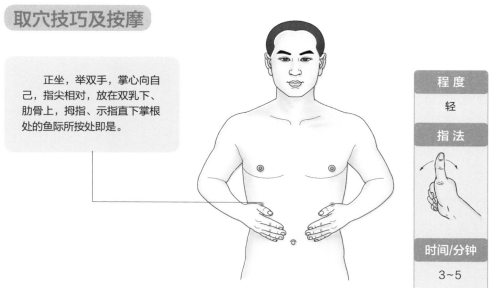

正坐，举双手，掌心向自己，指尖相对，放在双乳下、肋骨上，拇指、示指直下掌根处的鱼际所按处即是。

程度
轻

指法

时间/分钟
3~5

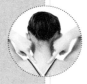

本章看点

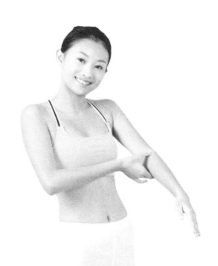

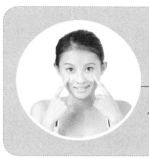

第三章
舒缓压力的指压按摩疗法

　　现代人由于紧张忙碌的生活方式，身体总是超负荷运转，时间一长，就会出现一些疲劳倦怠甚至不舒服的信号。这些其实都是身体在向我们提出抗议，也是疾病的先兆。如果不予理睬，那么这些小毛病很可能就会演变成需要到医院治疗的大毛病了。这时，我们最好调整一下生活节奏，或者按照本章介绍的方法，利用穴位进行指压按摩来舒缓压力。

眼睛疲劳

病症概述

　　眼睛疲劳时，不仅会疼痛，而且视物模糊不清，还会引起头痛、头重等症状。调节性眼睛疲劳、肌性眼睛疲劳可能会导致近视、散光，或左右眼度数不同的老花眼等。

病理病因

　　长时间用眼，注意力长时间过度集中而眨眼次数少，角膜表面干燥，产生角膜受刺激的症状。现代人过长时间注视电脑荧光屏而没有适当地放松和调节，容易导致一些眼部疾病。用眼不卫生，在强光、弱光等环境下长时间看书，佩戴度数不符的眼镜都有可能产生眼疲劳。

对症按摩

健康贴士

　　减少光反射，避免强光，电脑荧光屏的亮度要适当。注意眼睛休息，通常连续用眼1小时，就要休息5～10分钟。在车上不要看电视或看书。

精确取穴 ▶

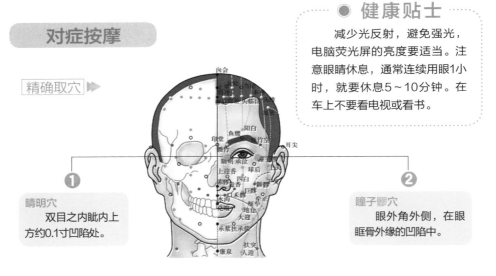

❶ 睛明穴
　　双目之内眦内上方约0.1寸凹陷处。

❷ 瞳子髎穴
　　眼外角外侧，在眼眶骨外缘的凹陷中。

按摩步骤 ▶▶

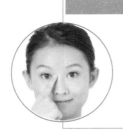

<<< 1

按摩部位：**睛明穴**
按摩手法：**指压**
按摩时间：**5分钟**
按摩力度：**★★**

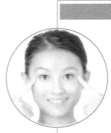

<<< 2

按摩部位：**瞳子髎穴**
按摩手法：**指压**
按摩时间：**3分钟**
按摩力度：**★★**

手把手教你做指压

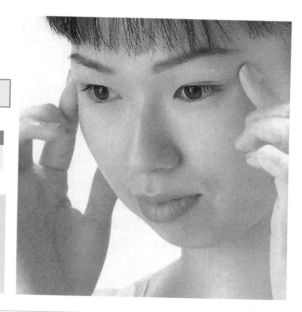

方法一

以示指指腹按压瞳子髎穴

力度	节奏	时间/分钟
轻	长	3

指压手法　　用左右手的示指压住瞳子髎，可将中指压在示指之上，以固定力度。以画圈的手法指压最有效。

方法二

按睛明穴可消除眼睛疲劳

力度	节奏	时间/分钟
轻	长	5

指压手法　　内眼角有能缓解眼睛疲劳的睛明穴，须将示指及中指交叠来指压此处。注意不要压到眼球，并缓慢施力、轻轻指压。

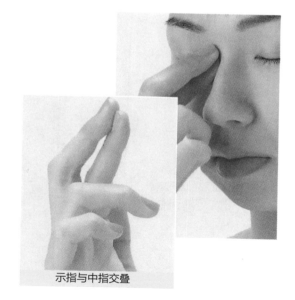

示指与中指交叠

● 爱心小提示

护眼要注意 1

◎ 不要在昏暗或刺眼的光线下看书，明暗对比的柔和灯光对眼睛最好。

◎ 在工作和学习的空余时间要注意闭眼休息。

◎ 眼睛疲劳者，可取枸杞子和菊花泡茶饮用，有护眼的作用。

38 眼睛痒

病症概述　发病时患者会感觉到眼睛奇痒难忍，有的还有灼热感，天热时或揉眼后感觉更强烈。患者还会有轻度畏光、流泪，分泌物为黏丝状。因为多发于青少年，又被称为青少年性结膜炎。

● 病理病因

每当春暖花开时发病，春夏季多发，秋末天寒时症状消失，这是一种过敏性、季节性、反复发作的双眼性结膜炎症。一般认为与花粉、毛发、日光、浮尘等有关，该病虽然没有传染性，但可能合并其他过敏性疾病。

对症按摩

● 健康贴士

尽可能地避开有关过敏原，尽量避免接触花粉、粉尘。发病季节出门应避开强光刺激。发痒时可冷敷眼睛，不可用手揉或热敷。发病期间最好不要吃羊肉及鱼虾类发物。

精确取穴 ▶

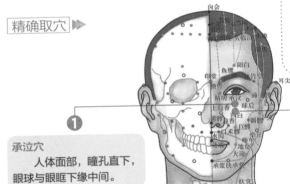

❶ 承泣穴
　　人体面部，瞳孔直下，眼球与眼眶下缘中间。

❷ 四白穴
　　人体面部，目平视，瞳孔直下1寸，当眶下孔处。

按摩步骤 ▶

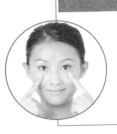

❮❮❮ 1
按摩部位：承泣穴
按摩手法：指压
按摩时间：3分钟
按摩力度：★★

❮❮❮ 2
按摩部位：四白穴
按摩手法：指压
按摩时间：5分钟
按摩力度：★★★

图解揉揉捏压消百病一学就会

84

手把手教你做指压

方法一

用中指指压承泣穴可缓解瘙痒感

力度	节奏	时间/分钟
轻	长	3

指压手法　因为此穴位靠近眼球，为求安全起见，请以最稳定的力度进行，指压时尽量将力量的着力点放在下方，循序渐进地加强力度。

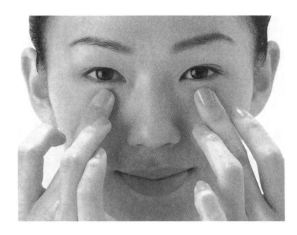

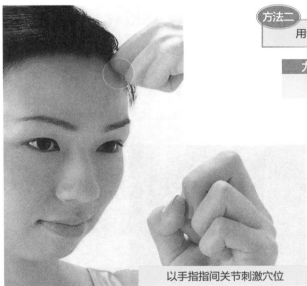

以手指指间关节刺激穴位

方法二

用拳头按压位于前发际的头临泣穴

力度	节奏	时间/分钟
强	中	3

指压手法　由于头临泣穴是头骨部的穴位，用比指头更坚硬的东西来刺激是最有效的。如果是自己进行指压，则以手指指间关节按摩较为有效，如锥般地按摩，可使眼睛明亮清晰，并能缓解瘙痒之感。

● 爱心小提示

护眼要注意 2

◎ 不要用脏手揉眼睛，小心手上的细菌侵入眼睛。

◎ 每天特意地眨眼 300 下，有助于改善眼睛干涩，并给眼睛做轻轻的按摩。

◎ 休息眼睛时可远眺绿色植物 5~10 分钟。

(39) 脸部水肿

病症概述

早晨起床后，眼睑及颜面常出现轻度水肿，下肢有凹陷性水肿或紧绷感。随着活动，水肿会逐渐减轻或消退。一般认为这与精神因素及自主神经功能紊乱有关。容易脸部水肿的人群，包括习惯在睡前大量喝水、经常久坐不动、饮食口味重、经常熬夜以及体质较差的人。

● 病理病因

循环系统受影响，皮肤血管扩张，体液渗透并聚于皮下组织，或因下肢血液回流受阻、淤积，便产生水肿现象。引起脸部水肿的主要原因包括摄入过多盐分、内分泌紊乱、药物因素、肾脏疾病等。

对症按摩

健康贴士

长期坚持适当锻炼，以增强体质。饮食以含有丰富的蛋白质、维生素及无机盐，低脂肪、低胆固醇，少糖、少盐为原则。起居有规律，睡前不要大量喝水。

精确取穴 ▶

公孙穴
足内侧第1跖骨基底部前下缘，第1趾关节后1寸处。

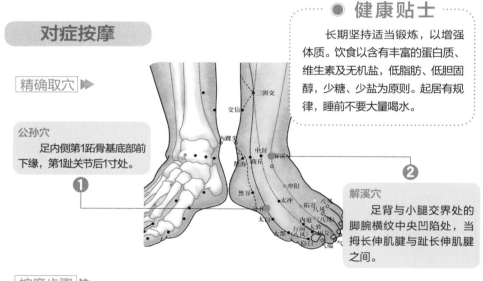

解溪穴
足背与小腿交界处的脚腕横纹中央凹陷处，当拇长伸肌腱与趾长伸肌腱之间。

按摩步骤 ▶

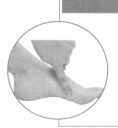

‹‹‹ 1

按摩部位：**公孙穴**
按摩手法：**按揉**
按摩时间：**5分钟**
按摩力度：**★★★**

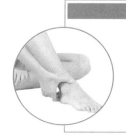

‹‹‹ 2

按摩部位：**解溪穴**
按摩手法：**按揉**
按摩时间：**3分钟**
按摩力度：**★★**

图解揉揉捏压消百病一学就会

手把手教你做指压

方法一

> 按摩胸锁乳突肌可促进颈部血液循环

力度	节奏	时间/分钟
中	中	3

指压手法
　　一开始以四指揉摩胸锁乳突肌的前端，沿着此肌肉往下指压，如果再施加一点力度，更可加强效果。

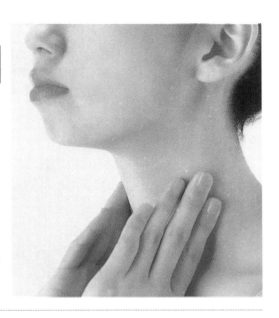

方法二

> 颈部微侧，指压天窗穴效果不错

力度	节奏	时间/分钟
轻	中	3

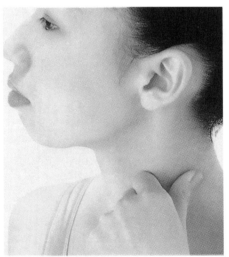

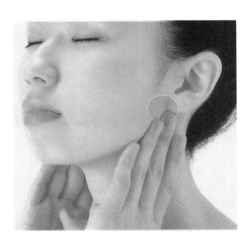

指压手法
　　天窗穴具有促进颈部血液循环的功效，如果只是靠一般的指压方法无法达到理想的疗效。建议你颈部微侧，以头部的重量加在拇指之上进行指压，效果一定能让你大吃一惊。

(40) 颈部僵硬

病症概述 长时间低头工作的人，常常会觉得肌肉负担沉重而变得僵硬。长期处于这种姿势会导致软组织的劳损和椎间盘的损伤，颈部有酸胀感，严重的还会引起放射性疼痛和头晕、呕吐等症状。

● 病理病因

姿势不良是造成颈部酸痛僵硬的常见原因。坐姿不良主要的表现是驼背、头向前伸，颈部后方肌肉必须额外负担以支撑头部前伸的重量，以避免头部往下垂。这样，时间一久，颈部就可能出现酸痛僵硬。

对症按摩

精确取穴 ▶

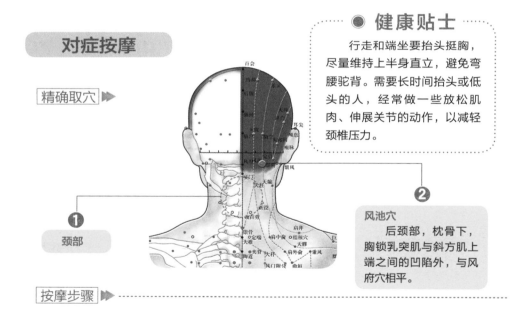

● 健康贴士

行走和端坐要抬头挺胸，尽量维持上半身直立，避免弯腰驼背。需要长时间抬头或低头的人，经常做一些放松肌肉、伸展关节的动作，以减轻颈椎压力。

❶ 颈部

❷ 风池穴

后颈部，枕骨下，胸锁乳突肌与斜方肌上端之间的凹陷外，与风府穴相平。

按摩步骤 ▶

<<< 1

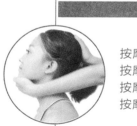

按摩部位：	颈部
按摩手法：	摇法
按摩时间：	1分钟
按摩力度：	★★

<<< 2

按摩部位：	风池穴
按摩手法：	拿法
按摩时间：	5分钟
按摩力度：	★★★

手把手教你做指压

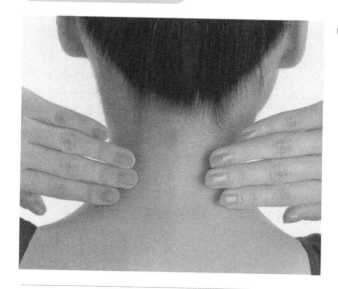

方法一

颈后酸痛僵硬时，可用左右四指指尖同时指压

力度	节奏	时间/分钟
中	中	5

指压手法　四指指尖置于颈肌上，以指尖稍微立起的方式做指压，若能配合呼吸来进行，效果更显著。

方法二

颈侧酸痛时，以中指仔细按摩天容穴

力度	节奏	时间/分钟
中	中	3

指压手法　中指指腹置于天容穴之上，再配合呼吸慢慢地指压，可提高疗效。

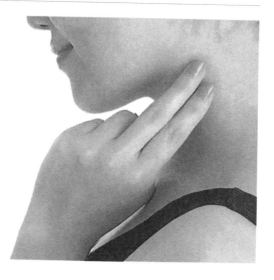

● 爱心小提示

严重时再指压胸锁乳突肌

　　颈部两侧严重酸痛僵硬时，只靠指压天容穴是无法完全改善的，如能再按摩胸锁乳突肌，则更可使全身舒坦。偏头痛时，胸锁乳突肌处会特别酸痛，此刻，以拇指及示指抓捏此处肌肉，会收到意想不到的效果。

41 小腿痉挛

病症概述

小腿痉挛也称"腿肚子痉挛"，医学上称之为"腓肠肌痉挛"。是一种肌肉突然、不自主地强直收缩的现象，会造成肌肉僵硬、疼痛难忍。但这种情况即使不予医治也能慢慢自愈。

● 病理病因

寒冷的刺激容易引起小腿痉挛；疲劳过度，如长途旅行、爬山、登高时，小腿肌肉容易发生疲劳，当它疲劳到一定程度时，就会发生痉挛；当人体血液中钙离子浓度太低时，肌肉容易兴奋而痉挛，青少年生长发育迅速，很容易缺钙，因此就常发生腿部痉挛的现象。

对症按摩

● 健康贴士

多补充钙和维生素D，多吃虾皮、牛奶、豆制品等。锻炼时要充分做好准备活动，再参加各种运动或比赛。要注意保暖，不让局部肌肉受寒。

精确取穴 ▶▶

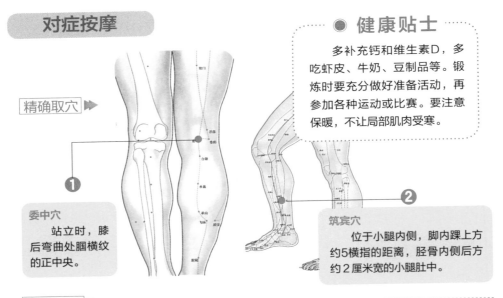

① 委中穴
站立时，膝后弯曲处腘横纹的正中央。

② 筑宾穴
位于小腿内侧，脚内踝上方约5横指的距离，胫骨内侧后方约2厘米宽的小腿肚中。

按摩步骤 ▶

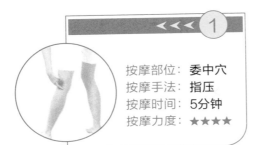

◀◀◀ 1

按摩部位：委中穴
按摩手法：指压
按摩时间：5分钟
按摩力度：★★★★

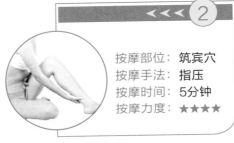

◀◀◀ 2

按摩部位：筑宾穴
按摩手法：指压
按摩时间：5分钟
按摩力度：★★★★

图解揉捏按压消百病一学就会

手把手教你做指压

方法一

用高尔夫球刺激筑宾穴可预防小腿痉挛

力度	节奏	时间/分钟
强	中	5

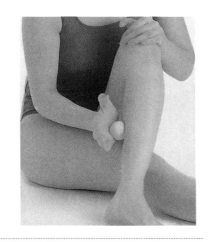

指压手法

　　小腿痉挛时用拇指指压此穴，可使小腿肌肉得到松弛。另外，有效的预防之道是时常在此穴位上滚动高尔夫球。

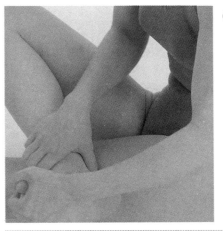

方法二

转动足踝让血液输送到小腿肌肉可缓解小腿痉挛

力度	节奏	时间/分钟
中	长	5

指压手法

　　一只手抓住脚踝上方使其固定，另一只手握着脚尖转动脚踝，尽可能地大幅度转动，才能达到效果。这种方式可加强脚部的血液循环，并能有效地预防小腿痉挛。

方法三

弯曲膝盖对委中穴做较深入的指压

力度	节奏	时间
强	中	5

指压手法

　　自己指压委中穴时，采用双手扣住膝盖的方式，以左右拇指来刺激，持续指压到肌肉舒展开来为止，如此，痉挛的状况将会有所改善。

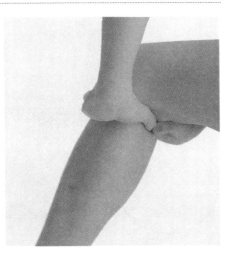

42 脚麻

病症概述　　脚麻是人们日常生活中常常会出现的症状，如怀孕、不正确的睡姿均可引发。发作时患者脚底感到冰冷及酸麻，一动即痛。

● 病理病因

　　脚麻的根本原因是血液循环受阻，坐骨神经以及其他属于下肢的神经失去血液的濡养。具体原因有：长时间保持不正确的坐姿，造成下肢的血液循环不流通；缺乏维生素 C 或缺镁、缺铁；扁平足压迫足底神经及血管，导致血流不畅，肢体供氧不足。

对症按摩

● 健康贴士

　　按摩过程中，会有麻麻的感觉，要稍加忍耐。平时不要长时间保持同一个坐姿，避免下肢长时间受到压迫而使血流不通。多注意运动，以促进血液循环。

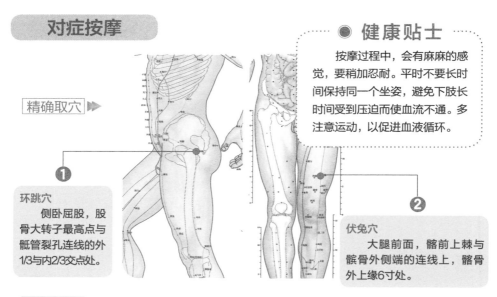

精确取穴 ▶

❶ 环跳穴
　　侧卧屈股，股骨大转子最高点与骶管裂孔连线的外1/3与内2/3交点处。

❷ 伏兔穴
　　大腿前面，髂前上棘与髌骨外侧端的连线上，髂骨外上缘6寸处。

按摩步骤 ▶

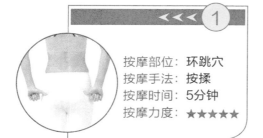

◀◀◀ 1

按摩部位：**环跳穴**
按摩手法：**按揉**
按摩时间：**5分钟**
按摩力度：★★★★★

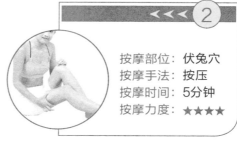

◀◀◀ 2

按摩部位：**伏兔穴**
按摩手法：**按压**
按摩时间：**5分钟**
按摩力度：★★★★

手把手教你做指压

方法一

指压环跳穴要侧躺才容易进行

力度	节奏	时间/分钟
强	长	5

指压手法

　　这是一个要侧躺才容易进行指压的穴位。位于上方的那一条腿，膝盖要触及地板，双手的拇指交叠置于环跳穴之上，将体重集中在拇指上，垂直施力，此刻趾尖会有麻麻的感觉。

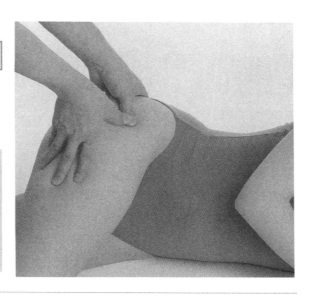

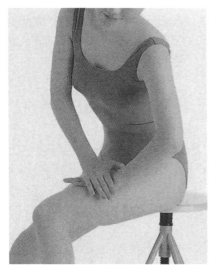

方法二

上半身稍微往前倾，以体重来按压伏兔穴

力度	节奏	时间/分钟
强	中	5

指压手法

　　坐在椅子上，脚着地，形成屈膝状态，以手掌对准伏兔穴，然后上半身稍微前倾，以全身的重量做指压。

● 爱心小提示

若时间充足可指压大腿后侧肌肉

　　大腿的前侧肌肉若得到舒展，麻痹感就会消失，如果时间还够，也可以顺便给大腿后侧肌肉做一下指压，以达到平衡。另外，因腰部受寒引起的足部麻痹，通过伸展大腿肌肉能取得明显的效果。依腿部指压的要领按摩大腿的后侧肌肉，能治好容易脚麻的毛病。自己指压大腿后侧肌肉时比较不方便，可请别人代劳。

(43) 脚底冰冷

病症概述

天气一冷，就有许多人感觉全身发冷，手脚尤其冰凉。躲进被窝许久，双脚依然冰冷，让人迟迟无法入睡。这种情况，就属于中医所说的"阳虚"，俗称"冷底"或"寒底"。

● 病理病因

温度降低，人体血管收缩、血液回流能力减弱，部分血液循环不畅会导致脚底冰冷。通常女性更容易脚底冰冷，大部分是由宫寒所致。宫寒会引起身体的热能力下降，导致身体虚弱，气血不足。

对症按摩

隐白穴
足第1趾内侧，趾甲根角旁0.1寸。

❶

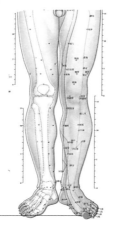

● 健康贴士

常吃芝麻、花生，这些食物富含维生素E，可以帮助人体对B族维生素的吸收，加强对抗寒冷的能力。维生素E还有扩张血管的作用，可以加强肢体末梢的血液循环。

❷

涌泉穴
足底部，在足前部凹陷处，第2、第3趾趾缝纹头端与足跟连线的前1/3处。

按摩步骤

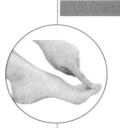

‹‹‹ 1

按摩部位：**隐白穴**
按摩手法：**指压**
按摩时间：**2分钟**
按摩力度：★★★

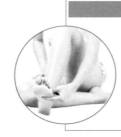

‹‹‹ 2

按摩部位：**涌泉穴**
按摩手法：**指压**
按摩时间：**2分钟**
按摩力度：★★★

手把手教你做指压

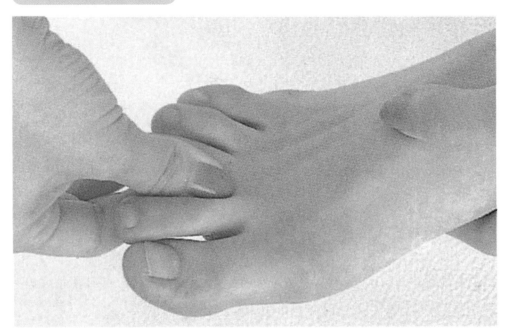

方法一

有节奏地指压脚趾边缘的内庭穴是有效的窍门

力度	节奏	时间/分钟
中	短	3

指压手法

以竖起手拇指的手势指压脚第2、第3跖趾关节间的内庭穴。每次指压的时间尽量不要太长，虽然是使用中度的力量，还是会相当疼痛，一定要忍耐一下。

方法二

以抓捏方式刺激脚趾甲旁的井穴

力度	节奏	时间/分钟
中	短	3

指压手法

如下图所示，依序用手指甲抓捏脚趾甲旁的井穴，刺激完井穴后再以揉捏的方式指压各脚趾间的穴位，有助于畅通血流。

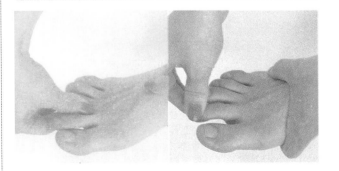

（44）失眠

病症概述
　　失眠又称为"不寐""不得眠""不得卧""目不瞑"等，是指经常不能正常睡眠的一种病症。常伴有白天精神状况不佳、反应迟钝、疲倦乏力，严重影响日常生活和工作学习。

● 病理病因

　　任何身体的不适症状均可导致失眠；不良的生活习惯，如睡前喝浓茶、咖啡，吸烟等均可造成失眠；因某个事件特别兴奋或忧虑也会导致机会性失眠。

对症按摩

精确取穴 ▶

内关穴
　　位于前臂的正中，腕横纹上2寸，在桡侧腕屈肌腱与掌长肌腱之间。

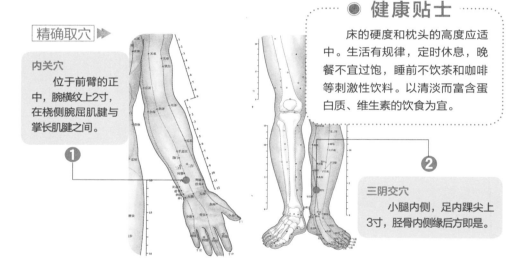

● 健康贴士
　　床的硬度和枕头的高度应适中。生活有规律，定时休息，晚餐不宜过饱，睡前不饮茶和咖啡等刺激性饮料。以清淡而富含蛋白质、维生素的饮食为宜。

三阴交穴
　　小腿内侧，足内踝尖上3寸，胫骨内侧缘后方即是。

按摩步骤 ▶

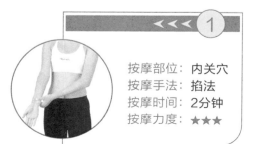

◀◀◀ 1

按摩部位：内关穴
按摩手法：掐法
按摩时间：2分钟
按摩力度：★★★

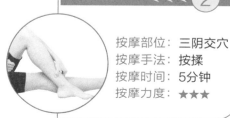

◀◀◀ 2

按摩部位：三阴交穴
按摩手法：按揉
按摩时间：5分钟
按摩力度：★★★

手把手教你做指压

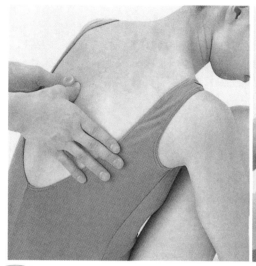 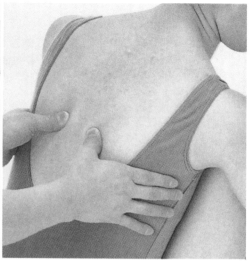

方法一

同时指压左右的膈俞穴，若肌肉严重僵硬时可分次进行

力度	节奏	时间/分钟
中	中	5

指压手法　坐在地上，请别人代为指压，如上图所示同时指压左右两侧的膈俞穴，但如果肌肉有严重僵硬的情形，可分次仔细地指压。

方法二

双脚温热后，以圆珠笔指压三阴交穴

力度	节奏	时间/分钟
中	中	5

指压手法　三阴交穴是解决女性朋友们脚底发冷的特效穴位，如下图所示，用笔从胫骨后面往前面施力指压即可。

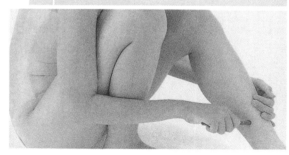

● 爱心小提示

怎样睡个好觉

◎ 睡前饮食要注意：牛奶、面包、饼干类食物有助于睡眠；过饱对睡眠不利；咖啡、可乐、茶等有刺激性的饮料，尤其不利于睡眠。

◎ 营造舒适的睡眠环境：睡前洗澡、床被舒服可帮助迅速入眠且睡得香甜。

◎ 心情要放松：白天的事情不管做完还是没做完，一律放下，待第二天醒来后再去考虑，如果怕忘记，不妨先用纸记下来。

(45) 头晕目眩

病症概述 ▶ 回转性眩晕主要症状为天旋地转；诱发性眩晕通常发生在突然将头后仰，或坐着站起时；浮动性眩晕则会使人好像踩在棉花上；动摇性眩晕会让患者如临地震，出现上下动摇的眩晕感。

● 病理病因

头晕目眩是脑神经功能失调的一种表现。如果头晕目眩只是偶然发生，那可能是因熬夜、用脑过度或室内空气太闷，而造成的脑缺氧。如果头晕目眩一再发生，则要考虑是不是由贫血、低血糖、直立性低血压、高血压、颅内压降低、神经衰弱、午睡不当、鼻炎、贫血、药物不良反应等引起的。

对症按摩

精确取穴 ▶

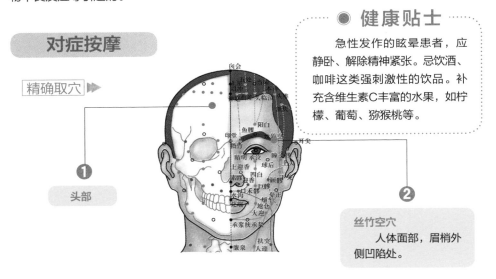

① 头部

② 丝竹空穴
人体面部，眉梢外侧凹陷处。

● 健康贴士

急性发作的眩晕患者，应静卧、解除精神紧张。忌饮酒、咖啡这类强刺激性的饮品。补充含维生素C丰富的水果，如柠檬、葡萄、猕猴桃等。

按摩步骤 ▶

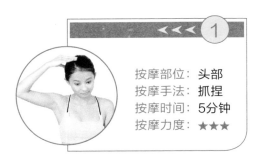

《《《 1

按摩部位：**头部**
按摩手法：**抓捏**
按摩时间：**5分钟**
按摩力度：★★★

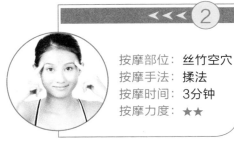

《《《 2

按摩部位：**丝竹空穴**
按摩手法：**揉法**
按摩时间：**3分钟**
按摩力度：★★

手把手教你做指压

方法一

四指并拢，推拿颈部僵硬的肌肉

力度	节奏	时间/分钟
弱	中	5

指压手法　手指并拢，以指尖左右同时指压颈肌，并以每次下移2厘米的方式进行。

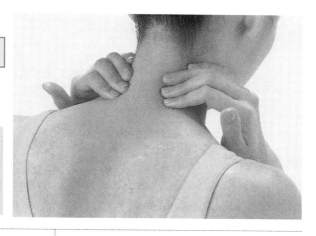

方法三

抓住手腕，以拇指指压外关穴

力度	节奏	时间/分钟
中	中	5

指压手法　量出距手腕横纹约2指宽的地方，以拇指指压外关穴。立起指尖与皮肤成垂直方向指压穴位，可消除晕眩感。

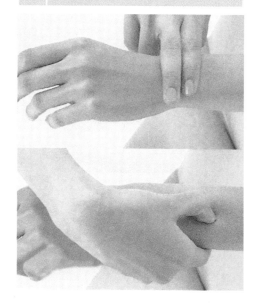

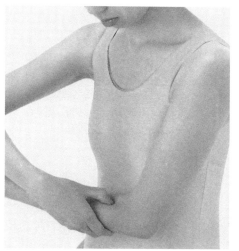

方法二

加强刺激手臂的手三里穴更有效

力度	节奏	时间/分钟
中	中	3

指压手法　抓住手臂前部，然后将拇指放在手三里穴上，立起指尖，以似乎要嵌入肌肉似的方式指压，效果更佳。

(46) 腹胀

病症概述　腹胀是一种常见的消化系统疾病症状，既可以是一种主观上的感觉，患者感到腹部的一部分或全腹部胀满，也可以是一种客观上的检查所见，可发现患者腹部一部分或全腹部膨隆。

● 病理病因

食糜在肠道里停留时间过长，在细菌的作用下，就可以引起食糜发酵，产生大量的气体，引起腹胀；肠壁血液循环发生障碍，影响肠腔内气体吸收，也会引起腹胀；肠蠕动功能减弱或消失，肠腔内的气体就无法排出体外，从而引起腹胀。

对症按摩

● **健康贴士**

不食用不易消化的食物，如炒豆等。不要进食太快或边走边吃。不要在情绪不佳时进食，因为不良情绪能使消化功能减弱，造成胃气增多而加剧腹胀。

精确取穴 ▶

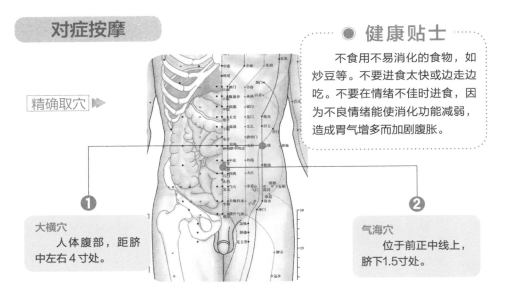

❶ **大横穴**
人体腹部，距脐中左右4寸处。

❷ **气海穴**
位于前正中线上，脐下1.5寸处。

按摩步骤 ▶

<<< 1

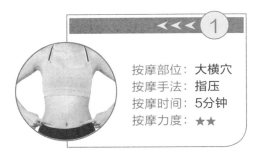

按摩部位：**大横穴**
按摩手法：**指压**
按摩时间：**5分钟**
按摩力度：★★

<<< 2

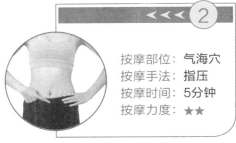

按摩部位：**气海穴**
按摩手法：**指压**
按摩时间：**5分钟**
按摩力度：★★

手把手教你做指压

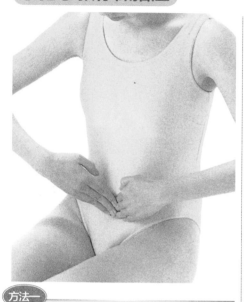

方法二

以指压左侧的腹结穴为主，可刺激肠胃蠕动

力度	节奏	时间/分钟
中	长	3

指压手法 能使大肠活动力旺盛的是左侧的腹结穴。首先将四指并拢，以四指指尖指压左右两侧的穴位，尤其是左侧的腹结穴更要仔细地指压。

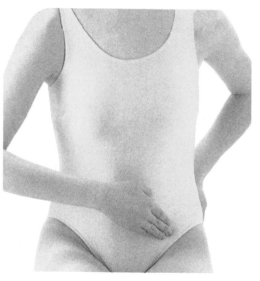

方法一

以下压的方式按压关元穴能刺激直肠蠕动

力度	节奏	时间/分钟
中	长	5

指压手法 左右手指并拢放在穴位上，为了能有效地刺激直肠蠕动，应配合呼气，往斜下方指压，这样才能让腹内胀气行走到肛门附近。

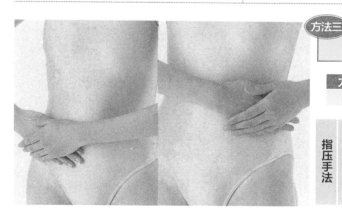

方法三

以顺时针方向按摩腹部

力度	节奏	时间/分钟
轻	长	3

指压手法 顺着食物在大肠内运行的方向，或以顺时针方向指压，如此就能顺利地排气。

本章看点

- 慢性胃炎
  常按膻中、中脘、上巨虚、足三里等穴，可辅助治疗慢性胃炎
- 咽喉炎
  常按天突、云门、中府、曲池等穴，可辅助治疗咽喉炎
- 慢性支气管炎
  常按膻中、中府、尺泽、魄户等穴，可辅助治疗慢性支气管炎
- 慢性腰肌劳损
  常按气海、肾俞、志室、秩边等穴，可辅助治疗慢性腰肌劳损
- 颈椎病
  常按天柱穴及颈肩部，可辅助治疗颈椎病

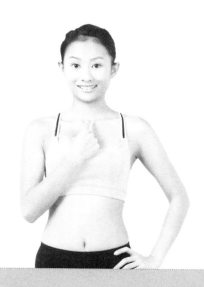

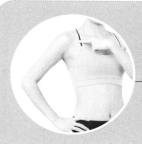

第四章
慢性病的指压按摩

"慢性病"不是特指某种疾病，而是对一类疾病的统称，这类疾病病因复杂，发病比较隐匿，病程长且迁延不愈。本章所涉及的慢性病有慢性胃炎、咽喉炎、慢性腰肌劳损、慢性腹泻、慢性支气管炎、慢性腰肌痛等。慢性病的治愈不是一朝一夕可以实现的，按摩要持之以恒，才能收到良好的效果。

(47) 慢性胃炎

病症概述

慢性胃炎是指由不同病因引起的各种慢性胃黏膜炎性病变，是一种常见病，属中医学"胃脘痛""痞满""吞酸""嘈杂""纳呆"等范畴。临床上通常表现为以下几个症状：上腹部胀闷疼痛、嗳气频繁、泛酸、食欲减退、消瘦、腹泻等。

● 病理病因

慢性胃炎是指由于胃部长期受到损伤性刺激或反复损伤、饮食无规律、情绪不佳等因素影响而引起的一种胃黏膜发作性病变。急性胃炎、刺激性食物和药物、十二指肠消化液的反流等都可能导致慢性胃炎。中医认为，慢性胃炎多因长期情志不遂、饮食失调、劳逸失常，导致肝气郁结，脾失健运，胃脘失和，胃气升降失常，胃络失养，日久中气亏虚而发。

● 食疗保健

生姜米醋炖木瓜 ▶ 生姜5克，木瓜100克，米醋少许。木瓜洗净切块，生姜洗净切片，一同放入砂锅，加米醋和水，用小火炖至木瓜熟即可。吃木瓜喝汤，可随意享用。

韭菜籽炖猪肚 ▶ 韭菜籽9克，猪肚1个，盐少许。猪肚洗净，将韭菜籽放入猪肚内。猪肚放入碗中，加盐，蒸到烂熟即可。可佐餐食用。

党参黄鳝汤 ▶ 黄鳝200克，党参20克，红枣10克，佛手5克，盐少许。把除盐之外的材料加适量清水，以武火煮沸后，转文火煮1小时，加盐调味即可。饮汤食肉，可佐餐用。

● 健康贴士

1. 避免食用坚硬、粗糙、纤维过多和不易消化的食物，还应避免食用过酸、过辣、过咸、过热以及香味过浓的食物。

2. 饭菜要软烂，含纤维多的食物不宜吃太多，可粗粮细做。

3. 烹调方法尽量选用蒸、煮、炖、烩等，少用煎、炸等方法。

4. 少量多餐，每日可安排4餐或5餐。

5. 养成低盐饮食习惯，进食时应细嚼慢咽，让食物和唾液充分混合。

对症按摩

精确取穴 ▶

❶ 膻中穴
　　位于胸部，当前正中线上，平第4肋间隙，两乳头连线的中点。

❷ 中脘穴
　　前正中线上，脐中上4寸。

❸ 上巨虚穴
　　小腿前外侧，当犊鼻穴下6寸，或足三里穴下3寸。

❹ 足三里穴
　　外膝眼下3寸，胫骨前嵴外1横指处。

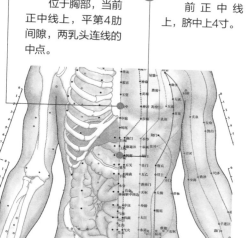

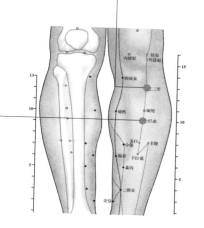

按摩步骤 ▶

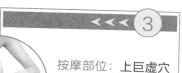

◀◀◀ 1
按摩部位：膻中穴
按摩手法：按揉
按摩时间：3分钟
按摩力度：★★★

◀◀◀ 2
按摩部位：中脘穴
按摩手法：点压
按摩时间：3分钟
按摩力度：★★★

◀◀◀ 3
按摩部位：上巨虚穴
按摩手法：指压
按摩时间：1分钟
按摩力度：★★★

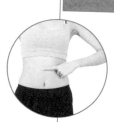

◀◀◀ 4
按摩部位：足三里穴
按摩手法：按揉
按摩时间：1分钟
按摩力度：★★★

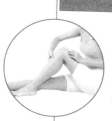

(48) 咽喉炎

病症概述

咽喉炎是耳鼻喉科一种常见疾病，是咽部黏膜和淋巴组织的炎性病变。临床主要以吞咽障碍、流涎、咽部敏感及咽腔潮红、肿胀为特质。症状表现为咽痛、咽痒、吞咽困难、发热等。慢性咽喉炎患者患部潮红，呈慢性充血，咽部不适，似常有痰而又不易咳出。声音嘶哑，常以晨起为重，声粗甚则失音。

● 病理病因

慢性咽喉炎大部分由急性咽喉炎疏于治疗而转成。咽喉炎常由受凉、劳累等诱发，因细菌、病毒侵犯咽喉部的黏膜而引起。长期吸烟、饮酒、食用辛辣刺激及油煎炸类食物也容易引起咽喉炎。鼻炎、支气管炎、鼻窦炎、牙龈炎等疾病治疗不当都可能造成慢性咽喉炎。贫血、便秘、下呼吸道慢性炎症、心血管疾病等也可继发本病。

● 食疗保健

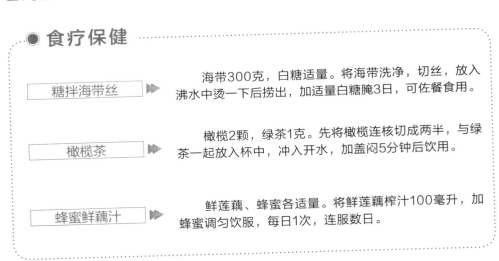

| 糖拌海带丝 | ▶ | 海带300克，白糖适量。将海带洗净，切丝，放入沸水中烫一下后捞出，加适量白糖腌3日，可佐餐食用。 |

| 橄榄茶 | ▶ | 橄榄2颗，绿茶1克。先将橄榄连核切成两半，与绿茶一起放入杯中，冲入开水，加盖闷5分钟后饮用。 |

| 蜂蜜鲜藕汁 | ▶ | 鲜莲藕、蜂蜜各适量。将鲜莲藕榨汁100毫升，加蜂蜜调匀饮服，每日1次，连服数日。 |

● 健康贴士

1. 常用冷盐水漱口，必要时用抗生素。
2. 平时应注意防止受凉，饮食宜清淡，注意声带休息。
3. 平时多饮淡盐开水，多吃易消化的食物，保持大便通畅。
4. 避免烟、酒、辛辣、过冷、过烫及带有腥味的刺激性饮食。
5. 蜂蜜、西红柿、柠檬、青果、海带、白萝卜、芝麻、梨、白茅根、甘蔗等润养肺肾阴液的食品，可适量选食。

对症按摩

精确取穴 ▶

❶ 天突穴
胸骨上窝中央。

❷ 云门穴
胸前壁外上方，肩胛骨喙突上方，锁骨下窝凹陷处。

❸ 中府穴
胸前壁的外上方，云门穴下1寸，前正中线旁开6寸，平第1肋间隙处。

❹ 曲池穴
屈肘成直角，在肘横纹外侧端与肱骨外上髁连线的中点处。

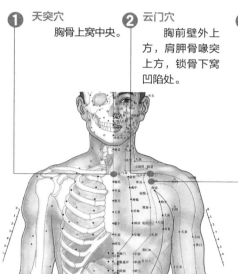
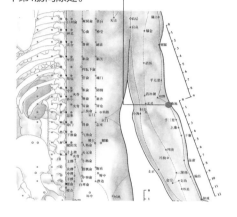

按摩步骤 ▶

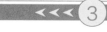

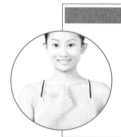

◀◀◀ 1
按摩部位：**天突穴**
按摩手法：**按揉**
按摩时间：**2分钟**
按摩力度：★★

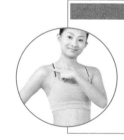

◀◀◀ 2
按摩部位：**云门穴**
按摩手法：**按揉**
按摩时间：**2分钟**
按摩力度：★★★

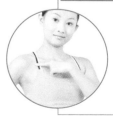

◀◀◀ 3
按摩部位：**中府穴**
按摩手法：**按揉**
按摩时间：**1分钟**
按摩力度：★★★

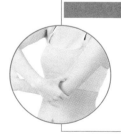

◀◀◀ 4
按摩部位：**曲池穴**
按摩手法：**按揉**
按摩时间：**1分钟**
按摩力度：★★★★

手把手教你做指压

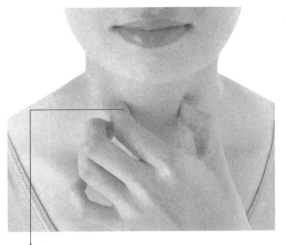

水突穴
位于喉结的斜下方，胸锁乳突肌中央部位往颈前移3厘米左右的地方，约在喉结的边缘。

方法一　夹住喉结的水突穴做指压

力度	节奏	时间/分钟
中	中	3

指压手法　拇指及示指夹住喉结做指压，像是要揉入骨头深处似的，如此即可消除咽喉附近肌肉的僵硬感而使咽喉感到舒畅，但要注意控制力度的强弱，以避免不适发生。

方法二　使胸锁乳突肌变得柔软

力度	节奏	时间/分钟
中	中	5

指压手法　当咽喉肿痛时，大部分是由于往锁骨延伸的胸锁乳突肌产生僵硬之故，只要用拇指仔细推拿此部位，自然会舒适不少。

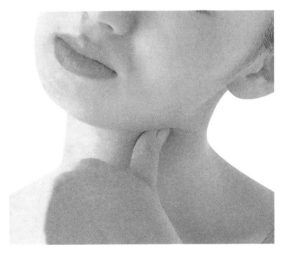

● 爱心小提示

咽喉肿痛怎么办
感冒刚开始时，通常伴有咽喉肿痛的症状。此时如能尽早刺激穴位，咽喉红肿会减轻不少。喉咙疼痛时，咽喉两侧的肌肉就会紧紧地附着在喉结上。因此，在你用手指推揉喉结，让肌肉得到舒展的同时，疼痛感及肿胀也就会缓解不少。

(49) 慢性支气管炎

病症概述

患者常在寒冷季节发病，出现咳嗽、咳痰，痰呈白色黏液泡沫状，黏稠不易咳出。偶有痰中带血。慢性支气管炎反复发作后，终年咳嗽，咳痰不停，冬秋季节加剧。常有哮喘样发作，气急不能平卧，并发肺气肿时，呼吸困难逐渐增剧。

● 病理病因

慢性支气管炎是由于感染或非感染因素引起气管、支气管黏膜及其周围组织的慢性非特异性炎症。其特点是支气管腺体增生、黏液分泌增多。化学气体如氯、氧化氮、二氧化硫等烟雾刺激支气管黏膜，使肺的清除功能遭受损害，会导致慢性支气管炎；吸烟和呼吸道感染为慢性支气管炎主要的发病因素；过敏因素与慢性支气管炎的发病有一定的关系。

● 食疗保健

| 无花果糖水 ▶ | 无花果30克，枸杞子少许，冰糖适量。将无花果、枸杞子洗净。无花果与枸杞子加水一起放入砂锅内，再加入冰糖煮沸即可。 |

| 川贝梨饮 ▶ | 川贝母10克，梨1个，冰糖适量。将川贝母冲洗干净；梨去皮、核，切成块。川贝母、梨下入锅中，加适量水和冰糖，煮开后再煲10分钟即可。 |

| 急支宁 ▶ | 蜂蜜100毫升，大白萝卜1个。将大白萝卜洗净，挖空中心，倒入蜂蜜。将萝卜放入大碗内，隔水蒸熟服用，每日2次。 |

● 健康贴士

1. 此症的饮食原则是适时补充必要的蛋白质，如鸡蛋、鸡肉、猪瘦肉、牛奶、动物肝脏、鱼类、豆制品等。

2. 寒冷季节应补充一些含热量高的温性肉类食品，以增强御寒能力，可适量进食羊肉、狗肉等。

3. 经常进食新鲜蔬菜和瓜果，以确保身体对维生素C的需要。含维生素A的食物亦是不可少的，有保护呼吸道黏膜的作用。

对症按摩

1 膻中穴
在前正中线上，两乳头连线之中点。

2 中府穴
胸前壁的外上方，云门穴下1寸，前正中线旁开6寸，平第1肋间隙处。

3 尺泽穴
肘横纹中，肱二头肌腱桡侧凹陷处即是。

4 魄户穴
位于第3胸椎棘突下，旁开3寸处。

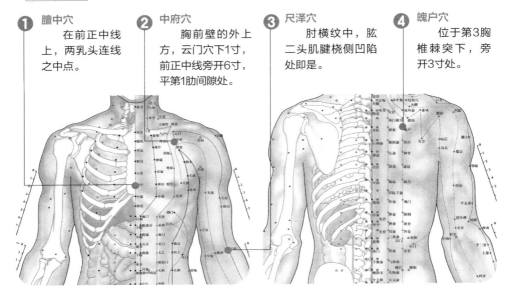

按摩步骤 ▶

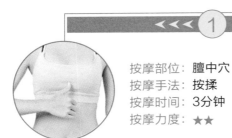

◀◀◀ 1

按摩部位：膻中穴
按摩手法：按揉
按摩时间：3分钟
按摩力度：★★

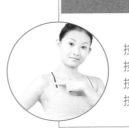

◀◀◀ 2

按摩部位：中府穴
按摩手法：按揉
按摩时间：5分钟
按摩力度：★★★

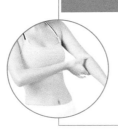

◀◀◀ 3

按摩部位：尺泽穴
按摩手法：指压
按摩时间：1分钟
按摩力度：★★★

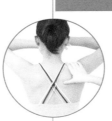

◀◀◀ 4

按摩部位：魄户穴
按摩手法：按揉
按摩时间：2分钟
按摩力度：★★

图解揉揉捏压消百病一学就会

50 慢性腰肌劳损

病症概述

慢性腰肌劳损或称“腰背肌筋膜炎”“功能性腰痛”等。主要指腰骶部肌肉、筋膜、韧带等软组织的慢性损伤，导致局部无菌性炎症，从而引起腰骶部一侧或两侧的弥漫性疼痛，是慢性腰腿痛中常见的疾病之一，常与职业和工作环境有一定关系。

病理病因

慢性腰肌劳损是一种积累性损伤，腰部肌肉疲劳过度，肌肉、筋膜及韧带持续牵拉，使肌肉内的压力增加，血供受阻，这样肌纤维在收缩时消耗的能源得不到补充，产生大量乳酸，再加上代谢产物得不到及时清除，积聚过多，而引起炎症、粘连，日久便引起慢性腰痛。急性腰肌损伤治疗不及时或不彻底，损伤组织没有得到充分修复，慢慢也会形成慢性腰痛。

食疗保健

腰子茴香黑豆汤 猪腰或羊腰1对，黑豆100克，茴香3克，生姜9克。上述材料一起煮熟，吃腰子和黑豆，喝汤。

猪腰煲杜仲 杜仲30克，猪腰1个，盐适量。微火小炒杜仲，洒上盐水炒至微黄，然后与洗干净的猪腰一起放进瓦锅内，加入4碗水，大火煲沸后，小火煲1小时30分钟，调入适量盐便可。

莲藕红枣猪脊髓骨汤 莲藕250克，猪脊髓骨500克，红枣5颗，生姜2片，盐适量。莲藕洗净去节，红枣去核浸泡，猪脊髓打碎。一起放进瓦锅内加水煲沸后，用小火煲2小时30分钟，调入盐即可。

健康贴士

1. 对腰部的急性损伤，应做到彻底治愈，否则急性损伤会转为慢性。
2. 患者尽可能地避免站立位负重工作。
3. 患者在劳动中要注意尽可能地变换姿势，纠正习惯性不良姿势。晚上宜睡木板床，白天可以宽皮带束腰。
4. 注意局部保暖，节制房事。 在按摩的同时可采用牵引及其他治疗方式，如热敷、熏洗等。

对症按摩

精确取穴 ▶

① 气海穴
　　位于前正中线上，脐下1.5寸。

② 肾俞穴
　　背部，第2腰椎棘突下，旁开1.5寸处。

③ 志室穴
　　腰部，当第2腰椎棘突下，旁开3寸。

④ 秩边穴
　　臀部，平第4骶后孔，骶正中嵴旁开3寸处。

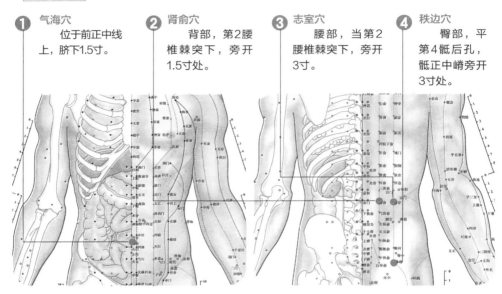

按摩步骤 ▶

<<< **1**

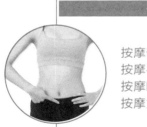

按摩部位：**气海穴**
按摩手法：**按揉**
按摩时间：**2分钟**
按摩力度：★★

<<< **2**

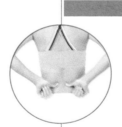

按摩部位：**肾俞穴**
按摩手法：**点按**
按摩时间：**2分钟**
按摩力度：★★

<<< **3**

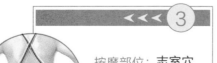

按摩部位：**志室穴**
按摩手法：**点按**
按摩时间：**1分钟**
按摩力度：★★★★

<<< **4**

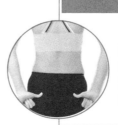

按摩部位：**秩边穴**
按摩手法：**点按**
按摩时间：**1分钟**
按摩力度：★★★★

图解揉揉捏压消百病一学就会

手把手教你做指压

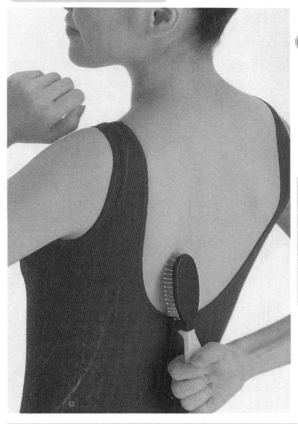

方法一

以梳齿较硬的发梳敲打或刮拭肝俞穴

力度	节奏	时间/分钟
中	短	3

指压手法

　　自己进行背部指压时，由于手不好施力，可以使用梳齿较硬的梳子敲打或刮拭穴位，对缓解腰肌劳损引起的疼痛，相当有效。

方法二

用吹风机对着背部的膈俞穴，进行温热刺激

力度	节奏	时间/分钟
强	长	5

指压手法

　　用吹风机的热风正对着膈俞穴左右吹动，因为是沿着脊椎两侧的肌肉进行刺激的，所以连肝俞穴也可同时得到温热。

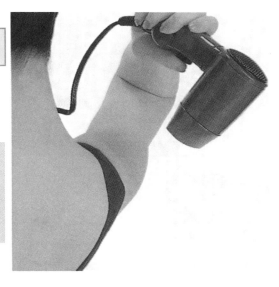

颈椎病

病症概述

颈椎病又称"颈椎综合征",主要症状是头、颈、肩、背、手臂酸痛,颈部僵硬,活动受限。肩背部沉重,上肢无力,手指发麻,手握物无力,可能伴有眩晕或心悸。

● 病理病因

颈椎病通常是由于神经根受到刺激和压迫而引发的疾病。从中医上讲,属于颈部"伤筋",主要是由积劳成伤,气血阻滞,损伤肝肾,使经脉失养,筋骨失利而导致的。长期低头工作,姿势不当或急速冲撞所造成的颈部受伤等急、慢性损伤,颈椎退行性改变和慢性劳损,这些都是引起颈椎病的主要因素。

对症按摩

精确取穴 ▶▶

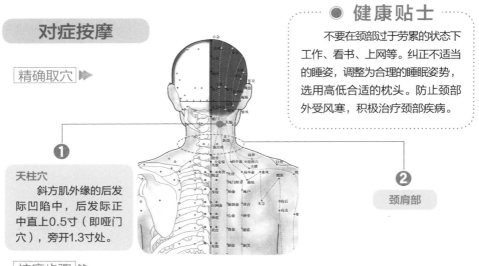

①

天柱穴
斜方肌外缘的后发际凹陷中,后发际正中直上0.5寸(即哑门穴),旁开1.3寸处。

● 健康贴士

不要在颈部过于劳累的状态下工作、看书、上网等。纠正不适当的睡姿,调整为合理的睡眠姿势,选用高低合适的枕头。防止颈部外受风寒,积极治疗颈部疾病。

②

颈肩部

按摩步骤 ▶▶

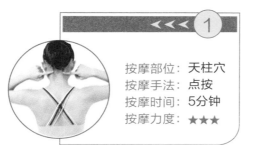

‹‹‹ 1

按摩部位:**天柱穴**
按摩手法:**点按**
按摩时间:**5分钟**
按摩力度:★★★

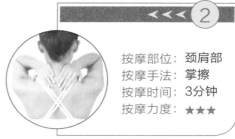

‹‹‹ 2

按摩部位:**颈肩部**
按摩手法:**掌擦**
按摩时间:**3分钟**
按摩力度:★★★

手把手教你做指压

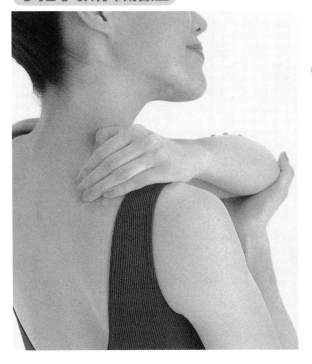

方法一

示指稍微立起，以往前方拉的方式指压曲垣穴

力度	节奏	时间/分钟
强	长	5

指压手法

如左图所示，以示指或中指指尖压住曲垣穴，用指压的手臂以往前方拉的方法指压。此时，若能将手指稍微立起，则指压效果会更佳。

方法二

以略斜的方向按压肩井穴，效果奇佳

力度	节奏	时间/分钟
强	长	5

指压手法

肩井穴比曲垣穴更易按摩，按摩此穴会让你的颈肩部感到舒服。示指及中指要并拢，指压方向是略朝向脊椎，也就是朝曲垣穴的方向来按压，而指压后产生的刺痛感会让你觉得颈肩部的不适已缓解不少。

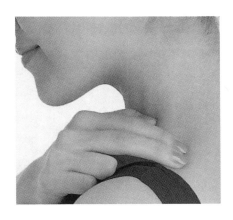

● 爱心小提示

如何预防颈椎病

◎ 每日做几次肩膀和颈部的活动或伸个懒腰，对预防颈椎病有很好的效果。

◎ 经常在电脑前工作，要调整显示屏，尽量保持与视线平行。

◎ 颈肩部酸痛时，可以热敷颈肩部或用温热水喷射酸痛的部位。

本章看点

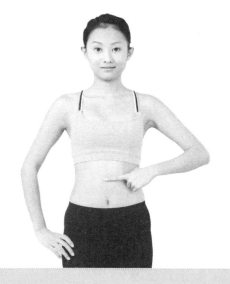

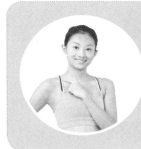

第五章
内科疾病的指压按摩

　　内科疾病是一个大类，其中又可以分为呼吸内科、心血管内科、消化内科、肾内科、神经内科等。本章涉及的内科疾病，每个病症重点介绍 4 个穴位或 2 个穴位的指压按摩疗法。例如，胃肠胀气的治疗可先用较轻的力度按摩神阙穴 2 分钟，然后用适中的力度按揉内关穴 1 分钟，最后用较大的力度分别按揉足三里穴、上巨虚穴各 1 分钟。

(52) 咳嗽

咳嗽是肺系疾病的主要症候之一。有声无痰为咳，有痰无声为嗽，痰与声多并见，难以分得清楚，所以一般并称为咳嗽。干咳、喉咙发痒、咽喉干痛是风燥伤肺；咳痰不利，痰液黏稠发黄伴有流鼻涕和口渴则是风热犯肺。

● 病理病因

外感咳嗽是由于风寒或风热外侵，肺失宣降，肺气上逆而致，一般外感咳嗽比较多发，咳声比较重，而且发病比较急，病程比较短。内伤咳嗽是因为饮食不节，脾失健运，痰液内生，上壅于肺，壅遏肺气，或者是由于肝火旺盛，肝火循经犯肺而引发，内伤咳嗽发病较为缓慢，病程较长，患者通常伴有体虚等病症。

● 食疗保健

| 川贝蜜糖饮 ▶ | 川贝母12克，蜜糖30克。将川贝母打碎，与蜜糖同置炖盅内，隔水炖煮。本方适用于肺燥咳嗽。 |

| 杏仁萝卜饮 ▶ | 苦杏仁10克，白萝卜100克，生姜3片，白糖适量。苦杏仁打碎后与白萝卜、生姜一并入锅加水400毫升，以小火煎至100毫升，可加少量白糖调味。本方适用于外感风寒的咳嗽。 |

| 黄梨糖饮 ▶ | 黄梨适量，饴糖若干。将黄梨去核，捣汁，与饴糖合并煎膏，每服2汤匙，每天3次。本方适用于肺燥咳嗽。 |

● 健康贴士

1. 首先应注意气温变化，提前做好防寒保暖工作，避免受凉引起咳嗽。适当参加体育锻炼，增强体质，提高抗病能力。

2. 咳嗽期间，饮食方面不宜进食甘肥、辛辣及过咸之品，最好戒烟酒。过敏性咳嗽的患者不宜喝碳酸饮料，以免咳嗽发作。

3. 多食新鲜蔬菜，适当吃豆制品及猪瘦肉、禽、蛋类食品，烹饪以蒸、煮为主，适量进食新鲜水果。忌食生冷食物、瓜子、巧克力等。

对症按摩

精确取穴 ▶▶

1 水突穴
胸锁乳突肌前缘，人迎穴与气舍穴连线的中点。

2 缺盆穴
锁骨上窝中央，前正中线旁开4寸。

3 屋翳穴
第2肋间隙，乳头直上。

4 神堂穴
第5胸椎棘突下，旁开3寸处。

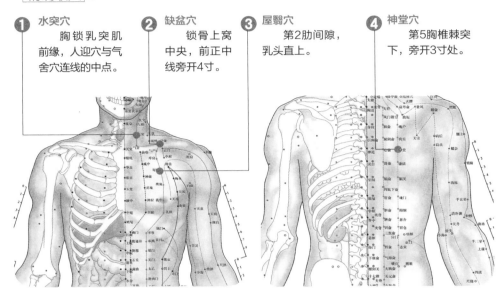

按摩步骤 ▶▶

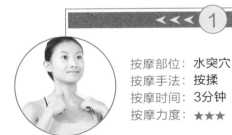

◀◀◀ 1

按摩部位：水突穴
按摩手法：按揉
按摩时间：3分钟
按摩力度：★★★

◀◀◀ 2

按摩部位：缺盆穴
按摩手法：按揉
按摩时间：3分钟
按摩力度：★★★★

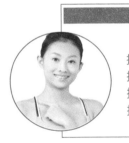

◀◀◀ 3

按摩部位：屋翳穴
按摩手法：按揉
按摩时间：2分钟
按摩力度：★★

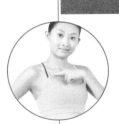

◀◀◀ 4

按摩部位：神堂穴
按摩手法：一指禅推法
按摩时间：3分钟
按摩力度：★★★

第五章 内科疾病的指压按摩

53 胃痛

病症概述

脾胃虚寒的患者胃痛时喜按，呕吐清水，吃生冷食物胃痛加剧；肝胃不和的患者痛达胁处，胃胀吐酸；寒邪犯胃的患者胃痛发作比较急，而且怕冷，呕吐清水。胃痛一般是由外感邪气，内伤饮食，脏腑功能失调等引起，最后导致气机郁滞，胃失所养。

病理病因

中医认为胃痛主要是由于饮食所伤，脾胃受损而导致脾失健运；或者由于胃气阻滞，胃失和降；或者由于情志失调，而致肝气犯胃。胃痛多见于急慢性胃炎，胃、十二指肠溃疡病，也见于胃黏膜脱垂、胃下垂、胰腺炎、胆囊炎及胆石症等病。胃部蠕动不正常，食物滞留胃中，也会有胃胀、胃痛的症状。

食疗保健

六味牛肉饭

牛肉500克，草果3克，胡椒3克，砂仁3克，荜茇3克、高良姜3克，陈皮3克，生姜3克，粳米500克，料酒、盐、味精等调料各适量。牛肉加料酒稍浸透，放入沸水中汆烫，捞出切片；生姜切片。将胡椒、荜茇、陈皮、草果、砂仁、高良姜等放入锅内，加适量清水，煎汁备用。粳米洗净，放入锅内，加入药汁，加牛肉片、生姜片、盐、味精和适量清水，煮成饭。

韭菜籽炖猪肚

韭菜籽9克，猪肚1个，盐适量。韭菜籽放入猪肚内，加盐调味，蒸到猪肚烂熟即可。

健康贴士

1. 改正不良的饮食习惯，饮食不应过酸、过甜、过咸、过苦、过辛、过硬。忌饮酒、咖啡、浓茶。

2. 饮食定时定量，每日三餐应定时，数量要平均，间隔时间要合理。

3. 猴头菇是治疗消化系统疾病和抑制胃痛的良药，可多食。

4. 每日捏捏小腿肚，以自觉有较强的酸痛为度。自上而下按捏，再自下而上按捏。一般以左右腿各捏15～30次为宜。

对症按摩

精确取穴 ▶▶

❶ 中脘穴
前正中线上，脐中上4寸。

❷ 内关穴
前臂正中，腕横纹上2寸，在桡侧腕屈肌腱与掌长肌腱之间。

❸ 足三里穴
外膝眼下3寸，胫骨前嵴外1横指处。

❹ 梁丘穴
屈膝，在髂前上棘与髌骨外上缘连线上，髌骨外上缘上2寸。

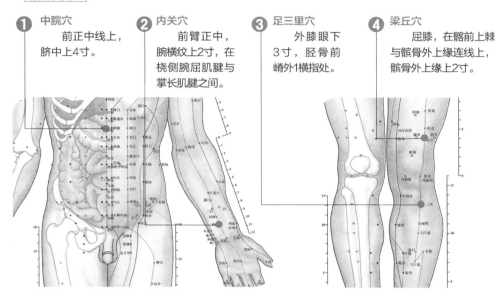

按摩步骤 ▶

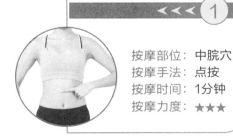

◀◀◀ 1

按摩部位：**中脘穴**
按摩手法：**点按**
按摩时间：**1分钟**
按摩力度：**★★★**

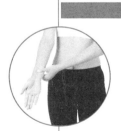

◀◀◀ 2

按摩部位：**内关穴**
按摩手法：**按揉**
按摩时间：**1分钟**
按摩力度：**★★**

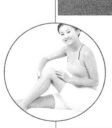

◀◀◀ 3

按摩部位：**足三里穴**
按摩手法：**按揉**
按摩时间：**2分钟**
按摩力度：**★★★**

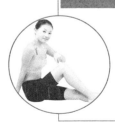

◀◀◀ 4

按摩部位：**梁丘穴**
按摩手法：**按揉**
按摩时间：**1分钟**
按摩力度：**★★★★**

54 呃逆

病症概述　气逆上冲，喉间呃呃连声，声短而频，不能自制。其呃声或高或低，或疏或密，间歇时间不定，伴有胸膈郁闷，脘中不适，情绪不安等。一年四季均有发生。

● 病理病因

引起呃逆的原因有很多，包括胃、食管功能性或器质性改变，也有因外界刺激因素引起的。中医认为，胃失和降，膈间气机不利，胃气上逆动膈，或宿食积滞，燥热内盛，或气郁痰阻，脾胃虚弱，皆可影响胃气的和降，而形成呃逆。

● 食疗保健

| 麦冬竹茹茶 ▶ | 绿茶3克，麦冬20克，竹茹10克，冰糖10克。将麦冬、竹茹、绿茶一起放入砂锅，加400毫升水，浸透，煎至剩约250毫升，去渣取汁，再调入冰糖即可。 |

| 苁蓉炖羊肉 ▶ | 黑枣6颗，羊肉250克，姜3片，米酒少许，盐适量，核桃仁15克，当归10克，肉苁蓉15克，山药20克，桂枝5克。先将羊肉洗净，在沸水中汆烫一下，去掉血水和羊臊味。所有药材都放入锅内，羊肉放在药材上面，加入少量米酒和姜片，以及适量水（水量盖过材料即可）。用大火煮开后，再用小火炖约40分钟，加盐调味即可。 |

● 健康贴士

1. 让呃逆者饮少量水，在呃逆的同时咽下或尽量屏气，有时可止住呃逆。

2. 食宜温暖，不宜进食生冷之品，如冷饮、冷水、凉拌菜、冷粥等。

3. 膳食中应有适当汤汁类食物同进，否则，干硬、黏稠的食物会刺激食管或胃肠道，或促使随食物裹挟进体内的气体上逆而致呃逆。

4. 大汗久渴、久病体虚者，不宜过量饮水，否则会损伤脾胃，导致肺胃之气上逆动膈、呃逆频发。

对症按摩

精确取穴 ▶

1 天突穴
胸骨上窝中央。

2 缺盆穴
人体锁骨上窝中央，距前正中线4寸。

3 脾俞穴
在背部，当第11胸椎棘突下，旁开1.5寸。

4 膈俞穴
在背部，当第7胸椎棘突下，旁开1.5寸。

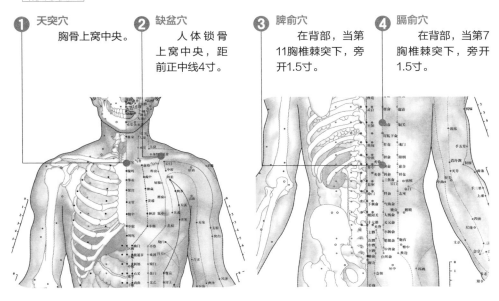

第五章 内科疾病的指压按摩

按摩步骤 ▶

◀◀◀ **1**

按摩部位：**天突穴**
按摩手法：**按揉**
按摩时间：**1分钟**
按摩力度：★★

◀◀◀ **2**

按摩部位：**缺盆穴**
按摩手法：**按揉**
按摩时间：**1分钟**
按摩力度：★★★

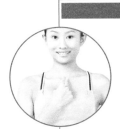

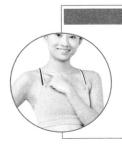

◀◀◀ **3**

按摩部位：**脾俞穴**
按摩手法：**按揉**
按摩时间：**2分钟**
按摩力度：★★★

◀◀◀ **4**

按摩部位：**膈俞穴**
按摩手法：**按揉**
按摩时间：**2分钟**
按摩力度：★★★

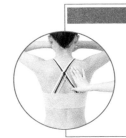

55 结肠炎

病症概述 结肠炎是直肠、结肠黏膜的非特异性炎症病变。主要症状为黏液血便或血便、食欲不振、腹泻、腹胀、恶心、消瘦、乏力、贫血等。

● **病理病因**

结肠炎又称为"痉挛性结肠炎""黏液性结肠炎""结肠激惹综合征"，是结肠运动和分泌功能失调，以慢性腹泻和腹痛为主要症状的全身性疾病。自身免疫反应、感染、遗传、神经、精神等因素都可能诱发结肠炎。中医认为本病属"肝胃不和""肝脾不和"的范畴。其病因为湿热内侵、饮食不当、情志所伤、脾胃受损、命门火衰等。

● **食疗保健**

佛手延胡猪肝汤 ▶	佛手9克，延胡索9克，制香附6克，猪肝100克，盐、姜丝、葱花各适量。将佛手、延胡索、制香附入锅，加水煮沸，再用小火煮15分钟。加入切好的猪肝片，放入适量盐、姜丝、葱花，煮熟后即可食用。
人参粳米粥 ▶	人参粉10克，粳米100克，冰糖适量。将粳米加800毫升水用小火煮烂，放入人参粉和冰糖再煮沸便可食用。
蒜泥马齿苋 ▶	大蒜30克，鲜马齿苋500克，盐、酱油、白糖、芝麻、花椒粉、葱白、味精、醋各适量。马齿苋以沸水浸透；大蒜捣成泥；芝麻爆香后捣碎。将马齿苋用盐拌匀，加入大蒜泥及所有调味料，撒上芝麻，装入盘中即可食用。

● **健康贴士**

1. 慢性结肠炎急性发作时，应食粥类、精米面类、鱼虾、蛋和易消化的食物。

2. 柿子、石榴、苹果都含有鞣酸及果胶成分，均有收敛止泻作用，慢性结肠炎患者可适量食用。

3. 烹调尽量采用蒸、煮、氽、炖等方法。

4. 按摩穴位前，配合摩腹、掌振腹部、捏脊效果更佳。

对症按摩

精确取穴 ▶▶

❶ 气海穴
　　前正中线上，脐下1.5寸处。

❷ 神阙穴
　　人体中腹部，脐中央。

❸ 天枢穴
　　平脐中，距脐中2寸处。

❹ 肝俞穴
　　在背部，第9胸椎棘突下，旁开1.5寸处。

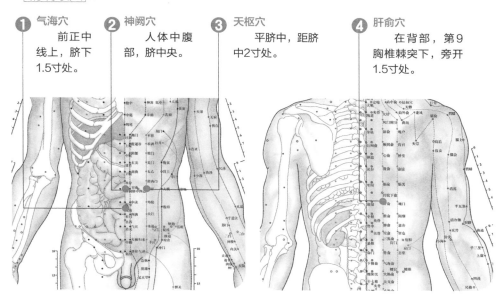

按摩步骤 ▶▶

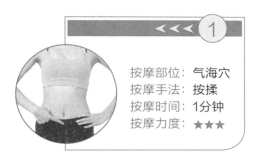

◀◀◀ 1

按摩部位：**气海穴**
按摩手法：**按揉**
按摩时间：**1分钟**
按摩力度：**★★★**

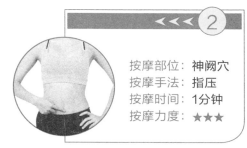

◀◀◀ 2

按摩部位：**神阙穴**
按摩手法：**指压**
按摩时间：**1分钟**
按摩力度：**★★★**

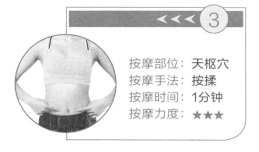

◀◀◀ 3

按摩部位：**天枢穴**
按摩手法：**按揉**
按摩时间：**1分钟**
按摩力度：**★★★**

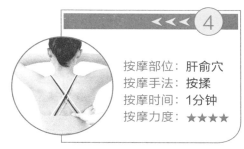

◀◀◀ 4

按摩部位：**肝俞穴**
按摩手法：**按揉**
按摩时间：**1分钟**
按摩力度：**★★★★**

第五章　内科疾病的指压按摩

56 胰腺炎

病症概述　胰腺炎是胰腺因胰蛋白酶的自身消化作用而引起的疾病，患者有恶心、呕吐、发热、血压降低等症状。病情严重时可危及生命。

● 病理病因

胆管疾病如胆囊炎、胆石症等可能诱发胰腺炎。其他因素如病毒性肝炎、腹腔手术、十二指肠溃疡或炎症、腹部外伤也可引起胰腺炎发作。

● 食疗保健

| 黄花马齿饮 ▶ | 黄花菜30克，马齿苋30克。将两者洗净，放入锅内。加清水适量，武火烧沸，改文火煮30分钟，晾凉后装罐存。代茶饮，有清热解毒消炎之功效。适用于胰腺炎刚开始进食流质阶段。 |

| 山药茯苓粥 ▶ | 淮山药30克，茯苓20克，粳米100克，洗净后，加适量水，一起煮成稀粥，即可饮服。功效：益气健脾。主治慢性胰腺炎之脾气虚弱，症见脘腹部疼痛，食少，消瘦，疲倦乏力，便稀。 |

| 鲫鱼羹 ▶ | 砂仁10克，荜茇10克，陈皮10克，鲫鱼一条，胡椒10克，泡辣椒10克，葱、蒜、盐适量。将鲫鱼刮洗干净，并将以上中药材及调料纳入鲫鱼腹中，按常法炖煮成鱼羹，分次服之。具有散寒、理气、止痛的作用，用于慢性胰腺炎。 |

● 健康贴士

1. 保持心情舒畅，避免忧思郁怒等不良的精神刺激。

2. 病情稳定、恢复饮食后，应选择清淡流食以及高蛋白、高维生素、低脂的饮食。

3. 调味品不宜太酸、太辣，避免增加胃液分泌，加重胰腺负担。易产气使腹胀的食物不宜吃，如炒黄豆、蚕豆、豌豆、红薯等。

图解揉揉捏压消百病一学就会

对症按摩

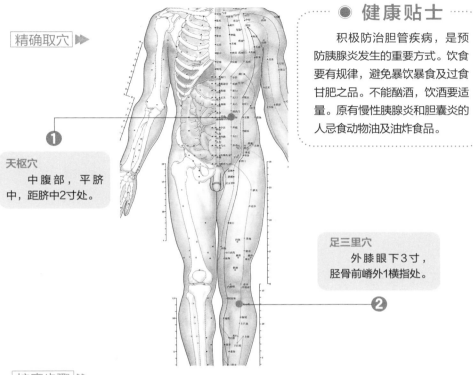

精确取穴 ▶

①

天枢穴

　　中腹部，平脐中，距脐中2寸处。

● 健康贴士

　　积极防治胆管疾病，是预防胰腺炎发生的重要方式。饮食要有规律，避免暴饮暴食及过食甘肥之品。不能酗酒，饮酒要适量。原有慢性胰腺炎和胆囊炎的人忌食动物油及油炸食品。

足三里穴

　　外膝眼下3寸，胫骨前嵴外1横指处。

②

按摩步骤 ▶

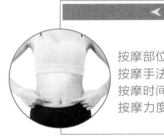

◀◀◀ ①

按摩部位：**天枢穴**
按摩手法：**点按**
按摩时间：**2分钟**
按摩力度：★★★

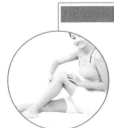

◀◀◀ ②

按摩部位：**足三里穴**
按摩手法：**点按**
按摩时间：**1分钟**
按摩力度：★★★★

● 爱心小提示

天枢穴：养生之穴

　　按摩天枢穴时，用两拇指顶在天枢穴位置，然后做轮转按摩即可。按摩天枢穴可以使腑气通畅，能改善人体脏腑气机。常按此穴不仅有助于辅助治疗胰腺炎，对不少疾病也有独特的辅助治疗作用，例如腹痛、痢疾、高热等。

57 便秘

病症概述

便秘的主要表现是大便次数减少，间隔时间延长，或正常，但粪质干燥，排出困难，可伴有腹胀，腹痛，食欲减退，嗳气反胃等症。

● 病理病因

便秘的原因有燥热内结，或气虚无力传送，或血虚肠道干涩，或阴寒凝结等。平时没有养成定时排便的习惯，忽视正常的便意，排便反射受到抑制，日久就会引起便秘。饮食过于精细少渣，缺乏食物纤维，粪便体积减小，黏滞度增加，在肠内运动缓慢，水分过量被吸收也会导致便秘。

● 食疗保健

| 核桃仁猪肝汤 ▶ | 猪肝200克，核桃仁50克，料酒、葱、生姜、胡椒粉、盐、猪油各适量。把猪肝片用油煸炒，放入葱、姜，烹入料酒，加盐，加水，放入核桃仁，至猪肝熟透，调味即可食用。 |

| 五仁粥 ▶ | 郁李仁、芝麻、火麻仁、决明子、柏子仁各10克，粳米100克，蜂蜜适量。将所有材料洗净，与适量的水一同放入锅内煮成粥，加入适量蜂蜜调味即可。 |

| 大黄通便茶 ▶ | 大黄10克，番泻叶10克，蜂蜜20毫升。大黄加水煎10分钟后熄火，加番泻叶、蜂蜜，加盖闷10分钟即可。 |

● 健康贴士

1. 养成每日定时排便的习惯，即使没有便意也要定时如厕，建立良好的排便条件反射。

2. 多吃富含维生素 B_2 的食物，禁食温燥的食物。少食性涩收敛的食物，常吃含粗纤维丰富的蔬菜和水果。

3. 晨起空腹饮1杯淡盐水或蜂蜜水，配合腹部按摩或转腰，让水在肠胃内振动以加强通便作用。

对症按摩

精确取穴 ▶

1 中脘穴
　　前正中线上，脐中上4寸。

2 大横穴
　　中腹部，距脐中4寸。

3 命门穴
　　在第2腰椎棘突下，即肚脐正后方处。

4 小肠俞穴
　　后正中线旁开1.5寸，平第1骶后孔。

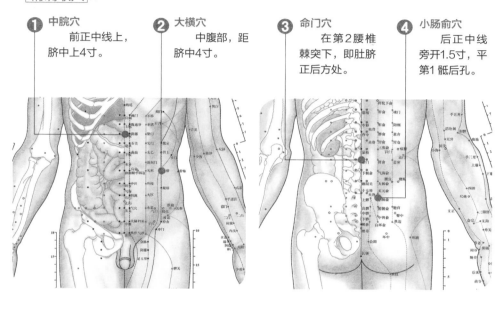

按摩步骤 ▶ -

◀◀◀ ①

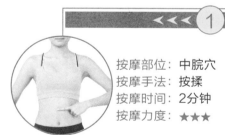

按摩部位：**中脘穴**
按摩手法：**按揉**
按摩时间：**2分钟**
按摩力度：★★★

◀◀◀ ②

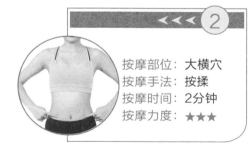

按摩部位：**大横穴**
按摩手法：**按揉**
按摩时间：**2分钟**
按摩力度：★★★

◀◀◀ ③

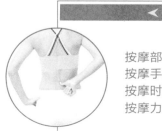

按摩部位：**命门穴**
按摩手法：**按揉**
按摩时间：**1分钟**
按摩力度：★★★

◀◀◀ ④

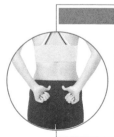

按摩部位：**小肠俞穴**
按摩手法：**按揉**
按摩时间：**1分钟**
按摩力度：★★★★

手把手教你做指压

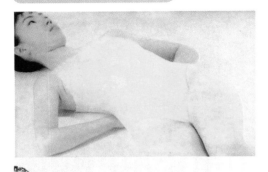

方法一

以膝盖左右侧倒来刺激背后的大肠俞穴

力度	节奏	时间/分钟
中	长	5

指压手法　仰卧屈膝，拳头置于背后的大肠俞穴，慢慢地加入身体的重量，再将两膝并拢左右侧倒。另外，可集中力量加强刺激左边的大肠俞穴。

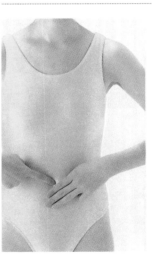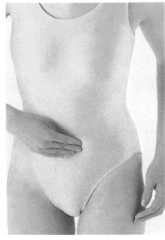

方法二

刺激左侧的大巨穴可预防便秘

力度	节奏	时间/分钟
中	中	3

指压手法　肚脐斜下方约3横指的地方即是该穴，找到大巨穴后，手指并拢置于穴位上，配合呼吸来做指压。

● 爱心小提示

饮食上如何预防便秘

◎ 魔芋含有丰富的膳食纤维，可增加大便体积，平时可多吃魔芋。

◎ 酸奶含有多种活性菌，可调节肠道菌群平衡，促进肠胃蠕动而预防便秘。

◎ 火龙果、柚子等水果有清热、润肠、通便的功效，平时可多摄取。

(58) 胃肠胀气

病症概述 　胃肠胀气是以腹胀、频繁嗳气及矢气为主要临床表现的病症，称之为胃肠胀气症。吞气过多，摄入的食物产气过多，消化吸收不良，均可导致胃肠胀气症。主要症状为腹胀，餐后更加明显，部分或全腹疼痛。嗳气、矢气后，腹胀和腹痛减轻。

● 病理病因

胃肠胀气是由于多种原因引起的胃肠道不通畅，或梗阻在胃肠道的气体不能随胃肠蠕动排出体外而积聚于胃肠道内。胃肠道不通畅，肝、胆、胰腺疾病都会导致胃肠胀气。进食过快、内镜检查时注入气体过多、服用产气过多的食物或药物等也会发生胃肠胀气。

● 食疗保健

山楂麦芽茶 ▶	山楂10克，炒麦芽10克。将山楂和麦芽放到杯子里，用350毫升开水冲泡5分钟，过滤掉渣后即可当作茶来饮用。
红枣陈皮茶 ▶	陈皮4克，生姜4片，红枣8颗。将所有材料洗净，一同放入锅中，用中火熬煮5分钟，滤渣饮用。
麦芽茶 ▶	麦芽10克，绿茶1包。将所有材料放入锅中，以中火熬煮5分钟，滤渣饮用。

● 健康贴士

1. 一日三餐要合理分配，一般吃八分饱，不宜过饱，以适应胃肠的消化能力，吃得太多易发生消化不良和胃肠胀气。汤应该在餐前喝，水果应该在两餐之间吃，空腹吃较好，忌餐后喝汤和餐中、餐后吃水果。

2. 少吃高淀粉的产气类食物，如土豆、红薯、芋头、南瓜、栗子等。也不适宜吃乳制品、豆类、油炸等食物，以及蜜饯和过量的粗纤维食物等。

对症按摩

精确取穴 ▶▶

1 神阙穴
位于脐窝正中。

2 内关穴
前臂正中，腕横纹上2寸，在桡侧腕屈肌腱与掌长肌腱之间取穴。

3 上巨虚穴
小腿前外侧，当犊鼻下6寸，足三里穴与下巨虚穴连线的中点。

4 足三里穴
外膝眼下3寸，胫骨前嵴外1横指处。

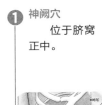
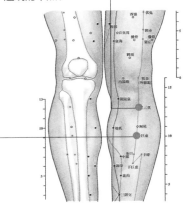

按摩步骤 ▶▶

《《《 1

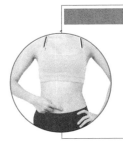

按摩部位：神阙穴
按摩手法：摩法
按摩时间：2分钟
按摩力度：★★

《《《 2

按摩部位：内关穴
按摩手法：按揉
按摩时间：1分钟
按摩力度：★★★

《《《 3

按摩部位：上巨虚穴
按摩手法：按揉
按摩时间：1分钟
按摩力度：★★★★

《《《 4

按摩部位：足三里穴
按摩手法：按揉
按摩时间：1分钟
按摩力度：★★★★

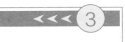
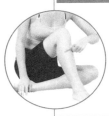

图解揉揉捏压消百病 一学就会

(59) 冠心病

病症概述

冠状动脉粥样硬化性心脏病（简称冠心病）是老年人的多发病，主要症状表现是胸腔中央发生一种压榨性的疼痛，并可放射至颈、颌、手臂及胃部。其他可能症状有眩晕、气促、出汗、寒战、恶心及昏厥。严重患者可能因为心力衰竭而死亡。

● 病理病因

冠心病的确切病因尚不完全清楚。中医认为冠心病是由于正气亏虚，痰壅、血淤、气滞、寒凝，引起心脉痹阻不畅所致。该病与高血压、高脂血症、高黏血症、糖尿病、内分泌功能低下及年龄大等因素有关。吸烟是冠心病的危险因素之一。

● 食疗保健

玉竹炖猪心 ▶	玉竹50克，猪心500克，生姜、葱、花椒、盐、白糖、味精、香油各适量。将玉竹洗净切成段；猪心剖开，洗净血水，切块；生姜洗净切片；葱洗净切段。将玉竹、猪心、生姜、葱、花椒同置锅内煮40分钟。下盐、白糖、味精和香油于锅中搅拌即可。趁热空腹分2次食用。
山药白果粥 ▶	鲜山药300克，猪瘦肉100克，白果10克，红枣4颗，香菜5克，葱、生姜、粳米、盐、鸡精各适量。鲜山药去皮切片；猪瘦肉洗净剁碎；红枣泡发切碎；香菜洗净切末；葱洗净切花；生姜洗净切丝。砂锅中注水烧开，放入粳米煮成粥，放入白果、山药煮5分钟后加入红枣、猪瘦肉、香菜、葱、姜煮烂，加盐和鸡精调味即可。

● 健康贴士

1. 合理饮食，不要偏食，不宜过量。生活要有规律，避免过度紧张；保持足够的睡眠，培养多种情趣；保持情绪稳定，切忌急躁、激动或闷闷不乐；多喝茶，不吸烟、酗酒。

2. 出现以下症状时应尽快就医，以便尽早发现冠心病：劳累或精神紧张时胸骨后或心前区闷痛或紧缩样疼痛；性生活或用力排便时出现心悸、胸闷、气急或胸痛不适；反复出现心律不齐，不明原因的心动过速或过缓。

对症按摩

精确取穴 ▶

① 屋翳穴

在胸部，第2肋间隙，前正中线旁开4寸。

② 内关穴

位于前臂正中，腕横纹上2寸，在桡侧腕屈肌腱与掌长肌腱之间。

③ 心俞穴

在背部，当第5胸椎棘突下，旁开1.5寸。

④ 命门穴

位于腰部，当后正中线上，第2腰椎棘突下凹陷中，肚脐正后方处。

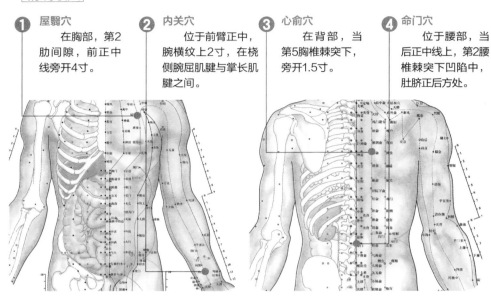

按摩步骤 ▶

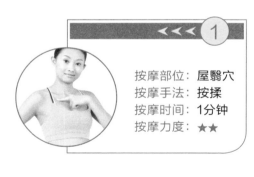

◀◀◀ 1

按摩部位：**屋翳穴**
按摩手法：**按揉**
按摩时间：**1分钟**
按摩力度：★★

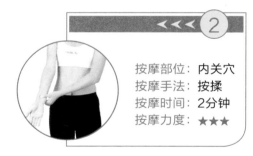

◀◀◀ 2

按摩部位：**内关穴**
按摩手法：**按揉**
按摩时间：**2分钟**
按摩力度：★★★

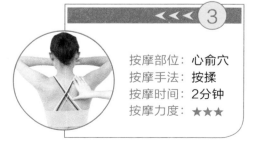

◀◀◀ 3

按摩部位：**心俞穴**
按摩手法：**按揉**
按摩时间：**2分钟**
按摩力度：★★★

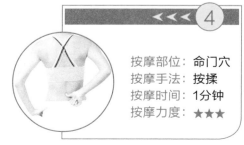

◀◀◀ 4

按摩部位：**命门穴**
按摩手法：**按揉**
按摩时间：**1分钟**
按摩力度：★★★

图解揉揉捏压消百病一学就会

60 高血压

病症概述

高血压是一种以动脉血压升高为主要表现的疾病。一般临床表现为血压在140/90毫米汞柱以上，多伴有眩晕、头痛、头胀、耳鸣、心悸、手指发麻、面红、烦躁、失眠等症。

● 病理病因

中医认为高血压是由肝肾阴阳失调所引起。现代医学认为，高血压是由于神经中枢调节血压的功能紊乱所引起的。临床上很多高血压患者特别是肥胖型的常伴有糖尿病，而糖尿病患者也常伴有高血压，因此将两者称为同源性疾病。糖尿病患者由于血糖增高，血液黏稠度增加，血管壁受损，血管阻力增加，易引起高血压。体重超重、膳食中高盐、过度饮酒和吸烟、社会－心理因素等都与高血压的发生密切相关。

● 食疗保健

山楂降压汤 ▶ 　　山楂15克，猪瘦肉200克，食用油30毫升，生姜5克，葱10克，鸡汤1000毫升。猪瘦肉洗净切片；生姜洗净拍松；葱洗净切段。锅内加入食用油，烧至六成熟时，下入生姜、葱爆香，加入鸡汤，烧沸后下入猪肉、山楂、盐，用小火炖50分钟即可。

芹菜爆香菇 ▶ 　　芹菜400克，香菇（水发）50克，醋、干淀粉、酱油、味精、菜油各适量。芹菜洗净切段，用盐拌匀；醋、味精、淀粉加水兑成汁待用。炒锅置火上烧热后，加入菜油30毫升，下入芹菜，煸炒后，投入香菇迅速炒匀，再加入酱油，淋入芡汁速炒起锅即可。

● 健康贴士

1. 患者平时要注意饮食调节，以低盐、低动物脂肪饮食为宜，并避免进食富含胆固醇的食物。

2. 合理安排作息时间，生活要有规律，避免过度劳累和精神刺激。应早睡早起，不宜在临睡前活动过多或看刺激性的影视节目。

3. 注意保暖，避免受寒。因为寒冷可以引起毛细血管收缩，易使血压升高。患者如出现头痛、呕吐等高血压脑病的症状，需立即送医院治疗。

对症按摩

精确取穴 ▶▶

1 风府穴
后发际正中直上1寸，枕外隆突直下凹陷中。

2 百会穴
位于头部，当前发际正中直上5寸，或两耳尖连线中点处。

3 天柱穴
后发际正中直上0.5寸，旁开1.3寸，当斜方肌外缘凹陷中。

4 涌泉穴
位于足底部，在足前部凹陷处，第2、第3趾趾缝纹头端与足跟连线的前1/3处。

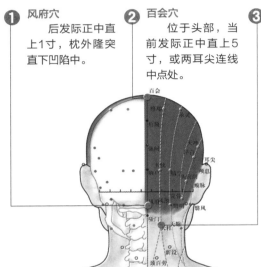

按摩步骤 ▶▶

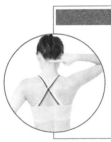

◀◀◀ 1

按摩部位：**风府穴**
按摩手法：**按揉**
按摩时间：**2分钟**
按摩力度：**★★★**

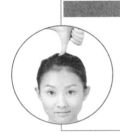

◀◀◀ 2

按摩部位：**百会穴**
按摩手法：**按揉**
按摩时间：**3分钟**
按摩力度：**★★★**

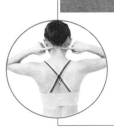

◀◀◀ 3

按摩部位：**天柱穴**
按摩手法：**按揉**
按摩时间：**1分钟**
按摩力度：**★★★★**

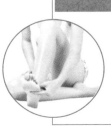

◀◀◀ 4

按摩部位：**涌泉穴**
按摩手法：**按揉**
按摩时间：**2分钟**
按摩力度：**★★★★**

图解揉揉捏压消百病 一学就会

61 糖尿病

病症概述

糖尿病是胰岛功能减退而引发的糖类、蛋白质、脂肪、水和电解质等一系列代谢紊乱综合征。典型患者可出现多尿、多饮、多食、消瘦等表现，即"三多一少"症状。重症患者会出现肺结核、高血压、肾及视网膜微血管的病变等。

● 病理病因

当胰岛素分泌过少时，人体的糖代谢速度减慢，就会发生糖尿病。中医称糖尿病为"消渴"。按照病情轻重，本病可分为上消（肺消）、中消（胃消）、下消（肾消），多因火热耗津，或阴火上蒸肺胃，导致肾虚、肺燥、胃热而发。

● 食疗保健

| 韭菜茶 | ▶ | 韭菜100克。把韭菜洗净后切成4厘米长的小段，加水1000毫升，大火把水煮开后转小火再煮15分钟，滤渣后当茶喝。不要加任何调料，每日喝3次，连喝1周。 |

| 豆浆粥 | ▶ | 粳米10克，豆浆500毫升。先加水煮粳米，加豆浆，至米开花后熬成粥，调味食用。适用于糖尿病伴高血压、冠心病者，糖尿病肾病者不宜服用。 |

| 银耳粥 | ▶ | 银耳10克，粳米100克，红枣3颗。浸泡银耳，将粳米、红枣加水煮粥，快熟时加银耳。适用于糖尿病血管病变者。 |

● 健康贴士

1. 按摩穴位前，最好配合腹肌拿揉5遍，小腿内侧按揉5分钟，腰背部按揉5分钟，效果更好。

2. 在保证机体合理需要的情况下，应限制生食、油脂的摄入，忌食糖类。饮食应以适量米、面、杂粮为主，配以蔬菜、豆类、瘦肉和鸡蛋等。

3. 戒烟酒、浓茶和咖啡等。保持心情舒畅，心态平和。建立并坚持有规律的生活起居习惯。

对症按摩

精确取穴 ▶▶

1 中极穴
　　下腹部，前正中线上，当脐中下4寸。

2 中脘穴
　　位于前正中线上，脐中上4寸。

3 足三里穴
　　外膝眼下3寸，胫骨前嵴外1横指处。

4 阴陵泉穴
　　小腿内侧，胫骨内侧髁后下方凹陷处。

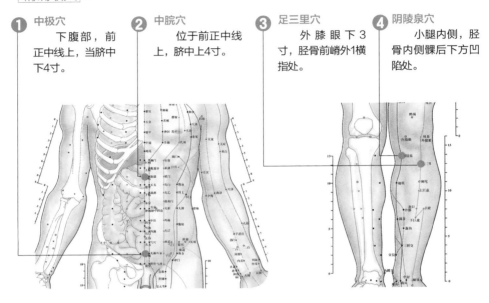

按摩步骤 ▶▶

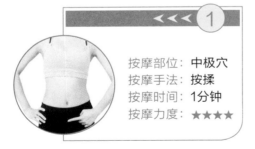

◀◀◀ **1**

按摩部位：**中极穴**
按摩手法：**按揉**
按摩时间：**1分钟**
按摩力度：★★★★

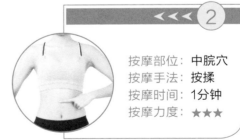

◀◀◀ **2**

按摩部位：**中脘穴**
按摩手法：**按揉**
按摩时间：**1分钟**
按摩力度：★★★

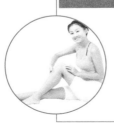

◀◀◀ **3**

按摩部位：**足三里穴**
按摩手法：**按揉**
按摩时间：**1分钟**
按摩力度：★★★★

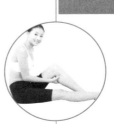

◀◀◀ **4**

按摩部位：**阴陵泉穴**
按摩手法：**按揉**
按摩时间：**1分钟**
按摩力度：★★★★

图解揉揉捏压消百病一学就会

62 半身不遂

病症概述

半身不遂，又称"偏瘫"，常见症状有半身肢体不遂，口眼㖞斜，语言障碍，口角流涎，吞咽困难，并伴有颜面、手足麻木，肢体沉重或手指震颤等。轻度患者尚能活动，严重者常卧床不起，丧失生活自理能力。

● 病理病因

现代医学认为，半身不遂多因脑血管病变所致，如脑血管破裂、栓塞、痉挛等造成中枢神经系统病变而发生头晕、头痛、呕吐、肢体麻木、抽搐、瘫痪、意识不清甚至昏迷等症状，有的患者立即死亡。中医认为，半身不遂是由于湿痰内盛，气虚痰盛，以致肝阳上亢，肝风内动而导致机体的气血阴阳失调。

● 食疗保健

| 豆豉酒 | ▶ | 豆豉（炒香）500克，米酒500毫升。将豆豉放入袋子里在米酒中泡3日，去渣后即可食用。先服豆豉的水煮液，再饮此酒，温服1～2杯。 |

| 生姜橘红饮 | ▶ | 生姜20克，橘红10克。水煎去渣，频服。 |

| 木瓜煲羊肉 | ▶ | 木瓜30克，伸筋草15克，羊肉250克，盐4克，味精2克，胡椒粉3克。木瓜、伸筋草洗净，再加水与羊肉共煮。羊肉烂熟后，加盐、味精、胡椒粉调味即可。可佐餐用，食肉喝汤。此方有强健筋骨、活血通络的功效。 |

● 健康贴士

1. 按摩穴位时，对患肢做拿法、摇法、捏法、搓法的按摩，效果会更好。由于本病不是一朝一夕就可以见效的，因此要坚持每日对患肢和穴位进行按摩，控制和改善病情。

2. 按摩治疗半身不遂，应在病情稳定后进行，不宜在发病时进行。

3. 需长期做复健运动，保持身体清洁，经常擦洗，预防压疮。

4. 饮食不宜过量，不吃刺激性及动物脂肪过多的食物。

对症按摩

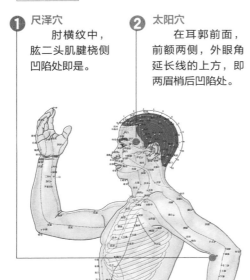
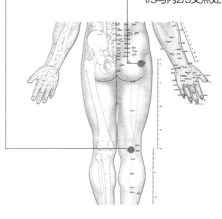

精确取穴 ▶

① 尺泽穴
肘横纹中，肱二头肌腱桡侧凹陷处即是。

② 太阳穴
在耳郭前面，前额两侧，外眼角延长线的上方，即两眉梢后凹陷处。

③ 委中穴
腘横纹中点，当股二头肌腱与半腱肌肌腱的中间。

④ 环跳穴
侧卧屈股，股骨大转子最高点与骶管裂孔连线的外1/3与内2/3交点处。

按摩步骤 ▶ -----------------------------------

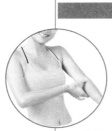

‹‹‹ 1

按摩部位：**尺泽穴**
按摩手法：**按揉**
按摩时间：**1分钟**
按摩力度：★★★

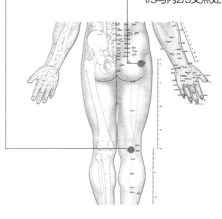

‹‹‹ 2

按摩部位：**太阳穴**
按摩手法：**按揉**
按摩时间：**2分钟**
按摩力度：★★★★

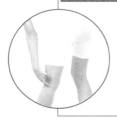

‹‹‹ 3

按摩部位：**委中穴**
按摩手法：**按揉**
按摩时间：**1分钟**
按摩力度：★★★

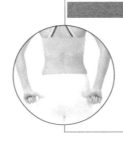

‹‹‹ 4

按摩部位：**环跳穴**
按摩手法：**按揉**
按摩时间：**1分钟**
按摩力度：★★★

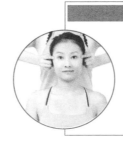

图解揉揉捏压消百病一学就会

(63) 神经衰弱

病症概述　神经衰弱又称"自主神经功能失调"，属于神经官能症的一个类型，是一种常见的慢性疾病。常见的症状有失眠、多梦、头痛、头晕，记忆力减退，注意力不集中，自我控制能力减弱，容易激动，同时还伴有心悸气短，出汗较多，食欲不振，有时会出现便秘。

● 病理病因

精神因素是造成神经衰弱的主因。凡是能引起持续紧张和长期内心矛盾的一些因素，使神经活动过程强烈而持久地处于紧张状态，超过神经系统张力的耐受限度，这时就容易发生神经衰弱。

● 食疗保健

| 猪脑汤 | ▶ | 猪脑1个，山药50克，枸杞子15克，盐、姜丝、葱各适量。将所有材料洗净后一同放入锅中，加适量清水、盐、葱、姜丝，煨熟即成。 |

| 芹菜枣仁汤 | ▶ | 鲜芹菜90克，酸枣仁8克。上述材料加适量水共煮为汤，去渣饮汤。 |

| 莲子桂花粥 | ▶ | 莲子120克，冰糖150克，桂花15克。银耳与莲子泡胀后蒸熟；锅中倒入适量清水。锅中加适量水，放入桂花和冰糖，待水沸后，放入银耳略烫，捞出后与蒸熟的莲子混合均匀，把锅中的冰糖汁浇上即可。可佐餐食用。 |

● 健康贴士

1. 首先要解除患者"身患重疾"的顾虑，坚持自我按摩，树立战胜疾病的信心。

2. 忌喝咖啡、浓茶、酒。

3. 适当参加体育活动，不仅有助于恢复正常的神经活动，而且能增强体质。

4. 体力劳动对本病患者十分有益，许多患者参加一定的体力劳动锻炼后，病情都会好转。

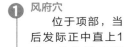

对症按摩

精确取穴 ▶

①风府穴
位于项部，当后发际正中直上1寸，枕外隆突直下，两侧斜方肌之间的凹陷处。

②百会穴
位于头部，当前发际正中直上5寸，或两耳尖连线中点处。

③风池穴
位于项部，枕骨下，胸锁乳突肌与斜方肌上端之间的凹陷处，与风府穴相平。

④神门穴
位于腕横纹尺侧端，尺侧腕屈肌腱的桡侧凹陷处。

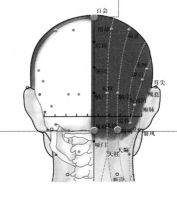

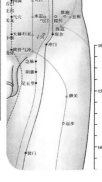

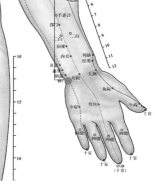

按摩步骤 ▶

◀◀◀ ①

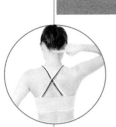

按摩部位：风府穴
按摩手法：指按
按摩时间：1分钟
按摩力度：★★★

◀◀◀ ②

按摩部位：百会穴
按摩手法：指按
按摩时间：1分钟
按摩力度：★★★★

◀◀◀ ③

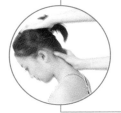

按摩部位：风池穴
按摩手法：拿法
按摩时间：1分钟
按摩力度：★★

◀◀◀ ④

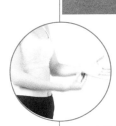

按摩部位：神门穴
按摩手法：指按
按摩时间：1分钟
按摩力度：★★

图解揉揉捏压消百病一学就会

142

手把手教你做指压

方法一

四指并拢置于左右两肩，再指压穴位

力度	节奏	时间/分钟
中	中	5

指压手法　双手放在左右两肩，拇指向下张开，置于肺俞穴之上，指压者必须伸直手肘，同时指压左右两穴。

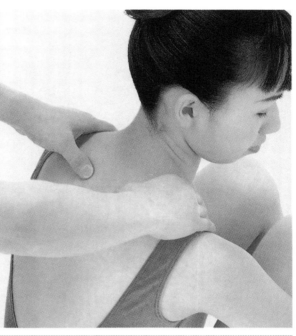

方法二

慢慢地移动拇指来交叉按摩第4～8胸椎棘突

力度	节奏	时间/分钟
中	中	5

指压手法　右手拇指压在第4胸椎棘突之下，左手拇指放在第4胸椎棘突。接着，右手指压第5胸椎棘突、左手压在第5胸椎棘突之下，如此交叉做指压。

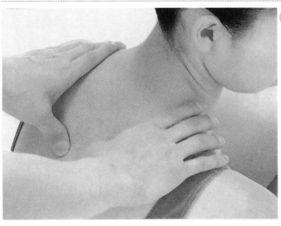

● 爱心小提示

消除身心的疲劳

　　分布在背部两侧的腧穴是应用范围较广的穴位，即使不知道该指压哪个穴位，只需沿着脊椎两侧指压，就会令人觉得舒服不少。在进行指压的同时，发现特别僵硬的地方，要加强力度指压，如此对消除身体的疲惫及无力感均有很好的效果。

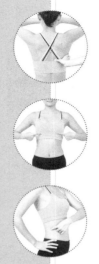

本章看点

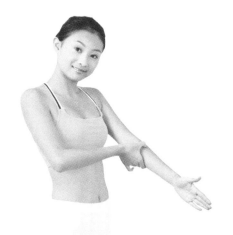

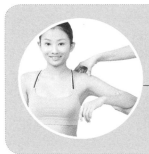

第六章
外科疾病的指压按摩

外科疾病分为创伤、感染、肿瘤、畸形和功能障碍五大类。这些疾病常常需要用手术处理作为主要手段来治疗。因此，是否需要手术治疗往往被认为是区别内科还是外科疾病的标准。本章主要是教你如何用指压按摩来治疗外科疾病，涉及的疾病包括肩周炎、胆结石、乳腺增生、腕关节挫伤、膝关节挫伤等。针对每个病症，分别介绍治疗该病的 2 个或 4 个特效穴。

64 肩周炎

病症概述 早期肩关节呈阵发性疼痛，常因天气变化及劳累而诱发，以后逐渐发展为持续性疼痛，并逐渐加重，昼轻夜重，夜不能寐，不能向患侧侧卧。肩关节可能有广泛压痛，并向颈部及肘部放射，还可出现不同程度的三角肌的萎缩。

● 病理病因

肩关节的活动减少，尤其是上肢活动减少，被认为是肩周炎最主要的诱发因素。肩关节本身退行性病变，也很可能造成肩周炎。最常见的导致肩周软组织发生退行性病变的是肌腱炎和腱鞘炎，其次是撞击综合征和肩峰下损伤。从事手工作业者、伏案久坐及驼背明显者更容易患肩周炎。

● 食疗保健

川乌生姜粥 ▶ 川乌5克，粳米50克，生姜少许，蜂蜜适量。把川乌洗净备用。粳米加水煮粥，粥快成时加入川乌，改用小火慢煎，待熟后加入生姜，待冷后加蜂蜜，搅拌即可。每日1剂，趁热服用。

党参枸杞子红枣汤 ▶ 红枣12克，党参20克，枸杞子12克，白糖适量（或盐，据个人口味调整）。将党参洗净切成段。再将红枣、枸杞子放入清水中，浸泡5分钟后捞出。将所有材料放入砂锅中，然后放入适量清水，一起煮沸。煮沸后改用文火再煲10分钟左右。将党参挑出，喝汤，吃枸杞子、红枣。

● 健康贴士

1. 按摩穴位前，对患侧肩关节前部及外侧进行自上而下的掌揉3分钟，再对患侧上臂的肌肉揉捏2分钟，按摩效果会更好。处于急性期的患者进行按摩时，手法要轻柔。对慢性期患者的按摩力度可稍重，但也不宜过猛。

2. 患者平时应适当参加体育锻炼，比如打太极拳或做甩手动作，增强肩关节的运动功能。注意保暖，睡觉时应穿内衣，肩部不要露在被子外面，避免肩部受寒着凉而加重病情。

对症按摩

精确取穴 ▶

❶ 肩贞穴
位于人体的肩关节后下方，臂内收时，腋后纹头上1寸。

❷ 肩井穴
在肩上，前直乳中，当大椎穴与肩峰端连线的中点处。

❸ 手三里穴
在前臂背面桡侧，当阳溪穴与曲池穴连线上，肘横纹下2寸。

❹ 肩髃穴
在肩部，三角肌上，臂外展，或向前平伸时，当肩峰前下方凹陷处。

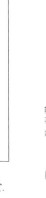
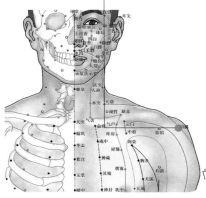

第六章 外科疾病的指压按摩

按摩步骤 ▶

<<< **1**

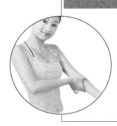

按摩部位：**肩贞穴**
按摩手法：**点按**
按摩时间：**3分钟**
按摩力度：★★★

<<< **2**

按摩部位：**肩井穴**
按摩手法：**点按**
按摩时间：**5分钟**
按摩力度：★★★

<<< **3**

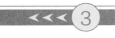

按摩部位：**手三里穴**
按摩手法：**按揉**
按摩时间：**2分钟**
按摩力度：★★★

<<< **4**

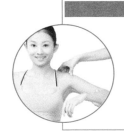

按摩部位：**肩髃穴**
按摩手法：**按揉**
按摩时间：**3分钟**
按摩力度：★★★

手把手教你做指压

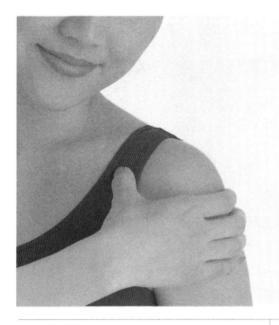

方法一

按压云门穴可缓解肩关节的酸痛

力度	节奏	时间/分钟
中	中	5

指压手法 拇指指腹置于肩前的云门穴上，以指尖稍微立起的方式做指压。用四指叩住手臂以稳定力度。

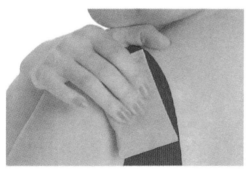

方法二

对久治不愈的肩痛可用温热法治疗

力度	节奏	时间/分钟
强	长	5

指压手法 当肩痛急剧，且皮肤冰冷时，先以暖水袋慢慢温热臑俞穴，此方式会比按压穴位更具效果。

方法三

以向前拉的方式刺激肩关节的臑俞穴

力度	节奏	时间/分钟
中	中	5

指压手法 背后的肩关节疼痛时，可用刺激此穴位的方法来减轻疼痛。示指、中指、环指、小指并拢并扣住肩膀，中指指端正好置于臑俞穴，如此即可达到治疗效果。

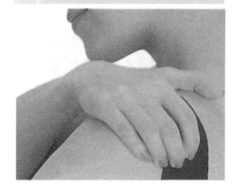

足跟痛

病症概述

　　足跟痛又称"跟骨痛"或"跟痛症"，是由多种原因引起的，多与劳损和退行性病变有密切关系，常见于女性、肥胖者以及老年人。体重过重及过度负重或长时间行走者是易发此症的高危险人群。

● 病理病因

　　主要症状有跟后滑囊炎、跟腱腱鞘炎、腓骨肌腱鞘炎、跟骨下脂肪垫损伤、跟骨皮下滑囊炎、跟腱周围炎等。外伤、行走或站立过久特别是负重行走、爬山等都可能导致足跟痛。老年人足部血管弹性减低，影响供血，足跟受凉受冻，都可能引起足跟痛。

对症按摩

健康贴士

　　急性期应注意休息，减少负重而导致的疼痛，症状减轻后也应减少站立和行走。应穿软底鞋或在鞋内放海绵垫，减轻足跟压力。按摩后配合热敷，效果更佳。

精确取穴 ▶

昆仑穴
　　在外踝后方，当外踝尖与跟腱之间的凹陷处。

丘墟穴
　　足外踝的前下方，当趾长伸肌腱的外侧凹陷处。

 ❶

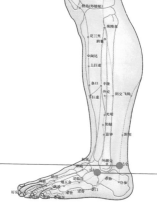

❷

按摩步骤 ▶

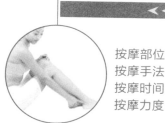

❮❮❮ **1**

按摩部位：**昆仑穴**
按摩手法：**按揉**
按摩时间：**3分钟**
按摩力度：★★★★

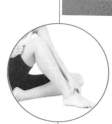

❮❮❮ **2**

按摩部位：**丘墟穴**
按摩手法：**按揉**
按摩时间：**3分钟**
按摩力度：★★★★

手把手教你做指压

方法一

配合呼吸以拇指交叠的手法指压涌泉穴

力度	节奏	时间/分钟
强	长	5

指压手法　　左右拇指重叠对准涌泉穴，四指扶住脚背用拇指来刺激涌泉穴，施力要循序渐进，并配合呼吸来进行，效果会更佳。

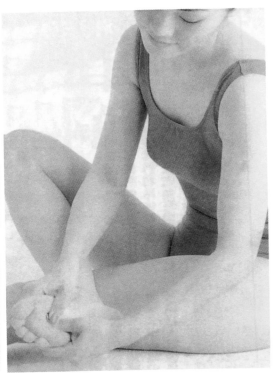

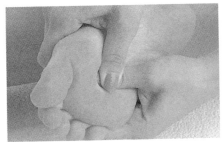

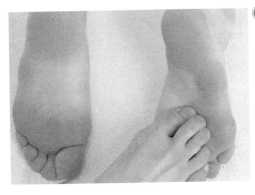

方法二

用脚第1趾以要嵌入涌泉穴似的技巧来进行指压

力度	节奏	时间/分钟
强	中	5

指压手法　　请别人代为做指压时，用脚第1趾来做指压是最好的方法。先趴下来，脚底伸直，如左图所示以脚第1趾仿佛要嵌入涌泉穴的方式按压。

●爱心小提示

踩踏竹子治疗法

踩踏竹子治疗法是一种刺激脚底的健康运动，如果你身边没有青竹，利用高尔夫球等道具或楼梯的凸出部分，也能达到踩踏竹子治疗法的效果。

进行踩踏竹子治疗法时，尽量刺激脚第1趾的部位，因为这样正好可刺激到涌泉穴。刺激一会儿后足部疲劳及足跟痛即可缓解。

图解揉揉捏压消百病一学就会

(66) 网球肘

病症概述

网球肘又称"四十肘""肱骨外上髁炎"，是肱骨外上髁局限性疼痛，并影响手腕伸缩和前臂旋转功能的慢性酸痛性疾病。初起时偶感肘外侧疼痛，严重时手臂疼痛、无力、无法举高，如果症状过于严重，可能连牙刷、筷子、汤匙都无法拿好，上厕所时也无法自己拉拉链和系纽扣。

● 病理病因

网球肘多因长期劳累，伸腕肌起点反复受到牵拉刺激，引起部分肌腱撕裂和慢性炎症或局部的滑膜增厚、滑囊炎等变化所致。

对症按摩

精确取穴 ▶

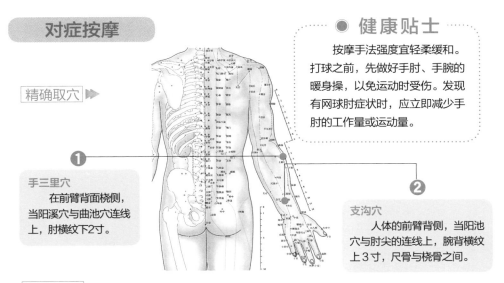

手三里穴
　　在前臂背面桡侧，当阳溪穴与曲池穴连线上，肘横纹下2寸。

● 健康贴士

按摩手法强度宜轻柔缓和。打球之前，先做好手肘、手腕的暖身操，以免运动时受伤。发现有网球肘症状时，应立即减少手肘的工作量或运动量。

支沟穴
　　人体的前臂背侧，当阳池穴与肘尖的连线上，腕背横纹上3寸，尺骨与桡骨之间。

按摩步骤 ▶

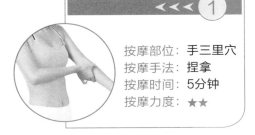

◀◀◀ 1

按摩部位：**手三里穴**
按摩手法：**捏拿**
按摩时间：**5分钟**
按摩力度：★★

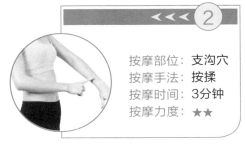

◀◀◀ 2

按摩部位：**支沟穴**
按摩手法：**按揉**
按摩时间：**3分钟**
按摩力度：★★

手把手教你做指压

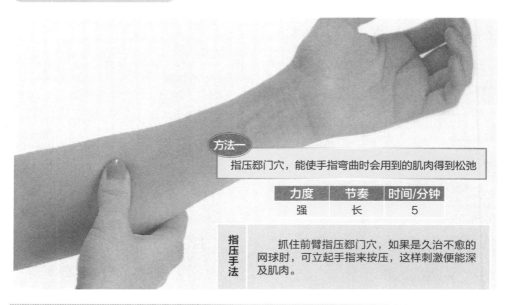

方法一

指压郄门穴，能使手指弯曲时会用到的肌肉得到松弛

力度	节奏	时间/分钟
强	长	5

指压手法　抓住前臂指压郄门穴，如果是久治不愈的网球肘，可立起手指来按压，这样刺激便能深及肌肉。

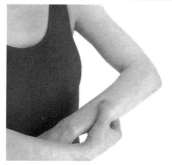

方法二

刺激四渎穴让疼痛的手臂得到放松

力度	节奏	时间/分钟
强	长	3

指压手法　前臂的后侧也就是手背那一面，若以四指按压此处的肌肉，则可有效地缓解手指麻痹、手臂酸痛的症状。

方法三

用高尔夫球来放松手指肌肉

力度	节奏	时间/分钟
轻	长	5

指压手法　用高尔夫球来刺激手掌中央的劳宫穴，能使手指更灵活自如，建议你用两手夹住高尔夫球的方式来消解手部的疲劳。

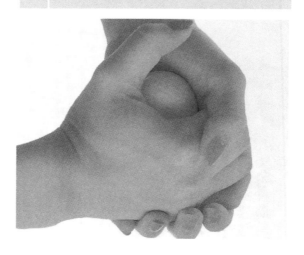

腕关节挫伤

病症概述　腕关节扭挫伤是腕关节的周围韧带、关节囊、肌腱等肌肉组织，受到突发性牵拉而致的损伤。患者腕部关节肿胀、疼痛或酸痛无力，损伤的韧带或肌腱处有压痛感，腕关节的活动受到限制。

● 病理病因

因为跌、仆、闪、挫等突然发生的意外事件，使腕关节过度伸缩、掌屈或内收、外展，从而超过身体机能的最大承受范围，造成关节韧带、筋膜的撕裂和损伤。另外，腕关节长期固定在某种姿势或不断地重复做同一动作，负荷时间过长，也会造成腕关节某部分的韧带、肌腱损伤。

对症按摩

精确取穴 ▶

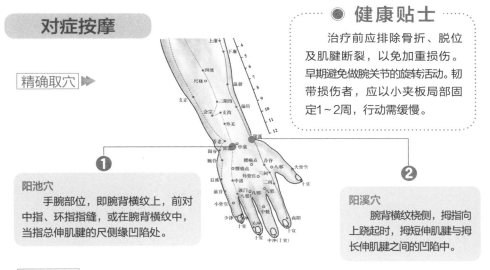

● **健康贴士**

治疗前应排除骨折、脱位及肌腱断裂，以免加重损伤。早期避免做腕关节的旋转活动。韧带损伤者，应以小夹板局部固定1~2周，行动需缓慢。

❶ 阳池穴
　　手腕部位，即腕背横纹上，前对中指、环指指缝，或在腕背横纹中，当指总伸肌腱的尺侧缘凹陷处。

❷ 阳溪穴
　　腕背横纹桡侧，拇指向上跷起时，拇短伸肌腱与拇长伸肌腱之间的凹陷中。

按摩步骤 ▶

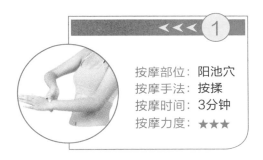

◀◀◀ 1

按摩部位：阳池穴
按摩手法：按揉
按摩时间：3分钟
按摩力度：★★★

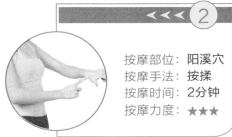

◀◀◀ 2

按摩部位：阳溪穴
按摩手法：按揉
按摩时间：2分钟
按摩力度：★★★

手把手教你做指压

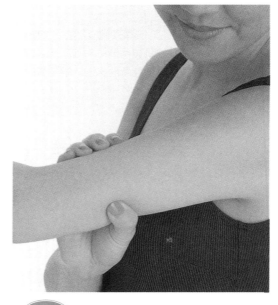

方法一

肘腕关节疼痛时，可刺激肘关节的肘髎穴

力度	节奏	时间/分钟
轻	中	5

指压手法　　拇指压住肘髎穴，用较强的力度按压。如果前臂有疼痛感，就表示你找对了穴位，此时，再立起指尖朝肘关节方向用力下压，肘腕部的疼痛自然就可减轻。

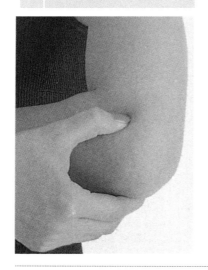

方法二

手臂可分成5点，以抓捏方式按摩

力度	节奏	时间/分钟
强	长	5

指压手法　　抓住手臂，分别用拇指指压手臂的5点。手掌向上、手臂伸直，便可轻松做指压。

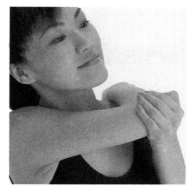

方法三

最后再伸展手臂

力度	节奏	时间/分钟
中	长	5

指压手法　　手掌支撑着手肘，将肘尖拉向另一方的肩膀，使肌肉得到充分伸展，如此手臂后侧的肌肉就能全部被刺激到。

(68) 膝关节韧带损伤

病症概述

一般来说，韧带的损伤可分为三种，第一种是韧带扭伤，第二种是部分撕裂，第三种是完全撕裂。内侧副韧带损伤：轻者膝内侧局部疼痛、肿胀、压痛，重者局部肿胀、皮下有淤血、青紫、触痛，以及膝关节功能活动受限。外侧副韧带损伤：膝关节外侧可有肿胀、疼痛、皮下出血和压痛。

● 病理病因

当膝关节半屈位时，两侧副韧带会松弛，导致关节稳定性变差，不小心突然遭受到强大的内翻或外撞击，就会超过韧带能够承受的最大极限，很可能会引起膝盖外侧或膝盖内侧的副韧带损伤的情况。

对症按摩

● 健康贴士

韧带完全断裂者应及早接受手术治疗。伤后24小时内不宜按摩治疗。按摩结束后要休息，补充水分。维持良好的营养摄取，才是最好的保健之道。

精确取穴 ▶

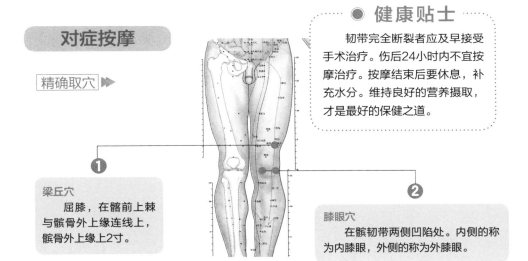

① 梁丘穴
屈膝，在髂前上棘与髌骨外上缘连线上，髌骨外上缘上2寸。

② 膝眼穴
在髌韧带两侧凹陷处。内侧的称为内膝眼，外侧的称为外膝眼。

按摩步骤 ▶

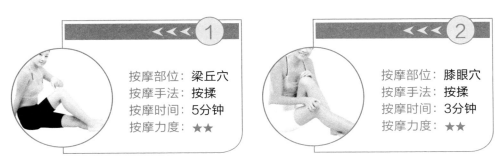

◀◀◀ 1	
	按摩部位：**梁丘穴**
	按摩手法：**按揉**
	按摩时间：**5分钟**
	按摩力度：★★

◀◀◀ 2	
	按摩部位：**膝眼穴**
	按摩手法：**按揉**
	按摩时间：**3分钟**
	按摩力度：★★

手把手教你做指压

方法一

双手拇指往膝盖方向施力，轻压阴陵泉穴

力度	节奏	时间/分钟
中	中	3

指压手法　坐下并屈膝，两手以抓住小腿的方式指压，为施力度稳定，可将左右拇指重叠往膝盖方向施力来做指压。

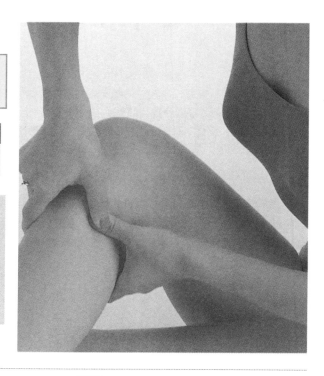

方法二

指压或用线香温灸膝关节的曲泉穴

力度	节奏	时间/分钟
中	中	5

指压手法　只用拇指指压曲泉穴能有一定的疗效。对于长期或久治不愈的疼痛，则可利用线香之热气来温热穴位，线香慢慢靠近穴位，等到皮肤觉得烫热时再移开，如此反复即可改善膝痛。

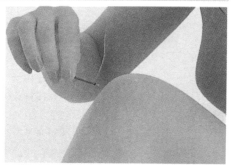

69 踝关节扭伤

病症概述

患者踝关节疼痛、肿胀明显、行走困难。外踝或内踝有明显压痛，局部皮下淤血、青紫，踝关节被动内翻或外翻并背屈时，疼痛加重。严重者可伴随外踝骨折。

● 病理病因

行走、跑步或下楼梯时，因路面不平或地面有障碍物，足部受力不稳、不慎绊倒或跌倒，致使踝关节突然向内或向外翻转，超过关节活动的正常生理范围，使外侧或内侧韧带受到强力的牵拉而致的损伤。一般以内翻损伤较为多见。另外，踢足球、打篮球、跑步等运动，都可能造成踝关节的扭伤。

对症按摩

精确取穴 ▶

丘墟穴
在足背，外踝前下方，当趾长伸肌腱的外侧，距跟关节间的凹陷处。

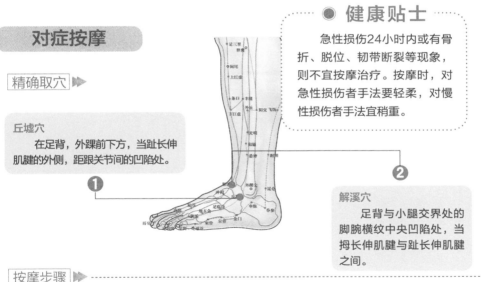

● 健康贴士

急性损伤24小时内或有骨折、脱位、韧带断裂等现象，则不宜按摩治疗。按摩时，对急性损伤者手法要轻柔，对慢性损伤者手法宜稍重。

解溪穴
足背与小腿交界处的脚腕横纹中央凹陷处，当拇长伸肌腱与趾长伸肌腱之间。

按摩步骤 ▶

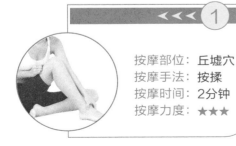

<<< 1
按摩部位：**丘墟穴**
按摩手法：**按揉**
按摩时间：**2分钟**
按摩力度：★★★

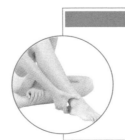

<<< 2
按摩部位：**解溪穴**
按摩手法：**按揉**
按摩时间：**2分钟**
按摩力度：★★★

⑳ 闪挫腰痛

病症概述　闪到腰后，转身、弯腰拾物，痛苦倍增。腰部的活动受到限制，腰椎活动的幅度逐渐减小，脊椎多向患侧方向倾斜，腰部前屈后伸或向侧屈时疼痛加重并受到限制。闪挫腰痛即"急性腰扭伤"。

● 病理病因

当搬抬重物时，动作不协调或某一人突然失足或不平衡，此时重物的重量忽然加在其他人身上或跌仆、撞击时都会造成腰部强力扭转。有时走在路上不小心滑倒、迅速闪避或转身时，使得腰部前屈，下肢伸直，或用力咳嗽、喷嚏时姿势不正确，拉扯到腰部的组织，以上都可能引发急性腰扭伤。

对症按摩

精确取穴 ▶

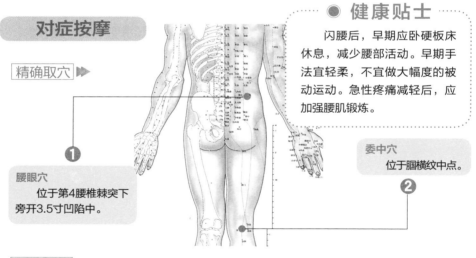

● 健康贴士

闪腰后，早期应卧硬板床休息，减少腰部活动。早期手法宜轻柔，不宜做大幅度的被动运动。急性疼痛减轻后，应加强腰肌锻炼。

① 腰眼穴
位于第4腰椎棘突下旁开3.5寸凹陷中。

委中穴
位于腘横纹中点。
②

按摩步骤 ▶

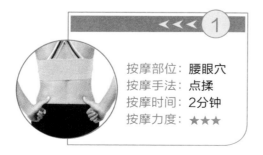

◀◀◀ ①

按摩部位：**腰眼穴**
按摩手法：**点揉**
按摩时间：**2分钟**
按摩力度：★★★

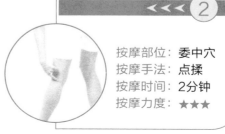

◀◀◀ ②

按摩部位：**委中穴**
按摩手法：**点揉**
按摩时间：**2分钟**
按摩力度：★★★

手把手教你做指压

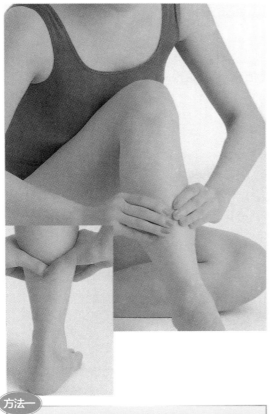

方法一

以双手抓捏小腿的方式，用拇指来刺激承山穴

力度	节奏	时间/分钟
强	长	5

指压手法　采取双手抱膝的姿势，左右手的拇指重叠置于承山穴之上，来做指压。如果有力量不足的感觉时，可立起手指来按压。

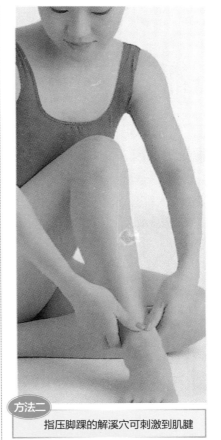

方法二

指压脚踝的解溪穴可刺激到肌腱

力度	节奏	时间/分钟
强	中	5

指压手法　保持指压承山穴的姿势，稍微下移即可，指压脚踝中央的解溪穴，可以感觉到刺激深及肌腱。

● 爱心小提示

防止闪腰的保养之道

只要稍加注意日常生活的举动，便可防止闪腰情况的发生。例如，站起时手要扶着椅子或桌子等再站起，若无可扶的东西，也可先立起一只脚的膝盖，手扶着膝盖，以膝盖为支撑点再站起，如此就不会给腰部肌肉施加太多的负担。

落枕

病症概述

　　落枕或称"失枕"，常见发病经过是入睡前并无任何症状，晨起后却感到项背部明显酸痛，颈部活动受限。这说明病起于睡眠之后，与睡枕及睡眠姿势有密切关系。

● 病理病因

　　由于睡眠时头部姿势不当，枕头高低不适，颈肩外感风寒所致。少数患者因颈部突然扭转或肩扛重物，部分肌肉扭伤或发生痉挛所致。患者颈部一侧或两侧疼痛、僵硬，屈伸受限，疼痛可放射至头部、上背部及上臂部。患者肌肉轻微肿胀痉挛，触之僵硬，压痛明显，头向患侧倾斜，下颌偏向健侧。

对症按摩

精确取穴 ▶

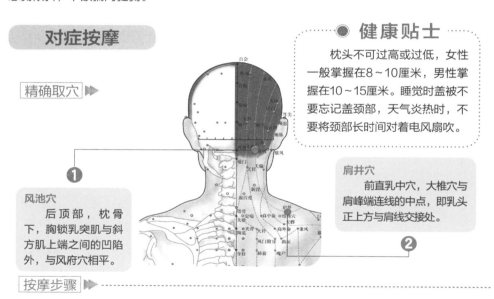

● **健康贴士**

　　枕头不可过高或过低，女性一般掌握在8～10厘米，男性掌握在10～15厘米。睡觉时盖被不要忘记盖颈部，天气炎热时，不要将颈部长时间对着电风扇吹。

❶

风池穴
　　后顶部，枕骨下，胸锁乳突肌与斜方肌上端之间的凹陷处，与风府穴相平。

肩井穴
　　前直乳中穴，大椎穴与肩峰端连线的中点，即乳头正上方与肩线交接处。

❷

按摩步骤 ▶

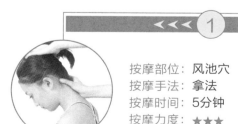

◀◀◀ ①	◀◀◀ ②
按摩部位：**风池穴** 按摩手法：**拿法** 按摩时间：**5分钟** 按摩力度：★★★	按摩部位：**肩井穴** 按摩手法：**按揉** 按摩时间：**5分钟** 按摩力度：★★★★

手把手教你做指压

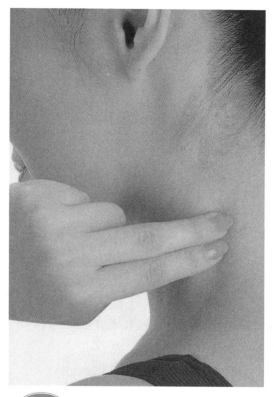

方法二

疼痛严重时先用暖水袋温热后再进行指压

力度	节奏	时间/分钟
强	中	3

指压手法　　将示指、中指、环指三指并拢，用指尖以稍强的力度来按压。当疼痛严重时，用现成的暖水袋或吹风机温热此处肌肉3分钟后，再指压肩中俞穴。

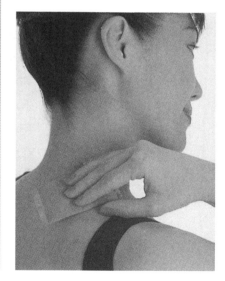

方法一

用示指及中指指压疼痛侧的天牖穴

力度	节奏	时间/分钟
中	长	5

指压手法　　先找到疼痛侧的天牖穴，以搓揉方式按摩肌肉，最好能配合呼吸来进行，会更具成效。

● 爱心小提示

落枕的运动疗法

◎ 低头仰头：坐在椅子上，挺起胸部，头向下低，以下颌挨着胸部为止，然后仰头，停留3秒，如此反复20次。

◎ 左右摇头：坐在椅子上，两臂自然下垂，头先向左摆，再缓慢向右摆，如此反复20次。

本章看点

- **近视**
  常按睛明、攒竹、鱼腰、肝俞等穴，可辅助治疗该病

- **鼻炎**
  常按迎香、天突、列缺、神庭等穴，可辅助治疗该病

- **耳鸣**
  常按听会、听宫、翳风、侠溪等穴，可辅助治疗该病

- **眼睑下垂**
  常按大椎、睛明、鱼腰、完骨等穴，可辅助治疗该病

- **牙痛**
  常按承浆、颧髎、颊车、阳溪等穴，可辅助治疗该病

- **面瘫**
  常按睛明、巨髎、地仓、天柱等穴，可辅助治疗该病

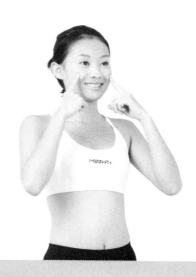

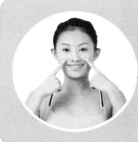

第七章
五官科疾病的指压按摩

《黄帝内经》中记载："鼻者，肺之官也；目者，肝之官也；口唇者，脾之官也；舌者，心之官也；耳者，肾之官也。"所以，中医上将耳、目、鼻、唇、舌合称为五官。本章中涉及的五官及口腔疾病主要有近视、鼻炎、耳鸣、眼睑下垂、牙痛和面瘫等。例如，经常按摩迎香穴、天突穴、列缺穴、神庭穴，可以缓解和治疗鼻炎。

(72) 近视

病症概述

患者外眼无异常，看不清楚远处事物，移近后则可看清，中医称之为"能近怯远症"。因为经常眯着眼睛看东西，会使眼外肌、睫状肌过度紧张，容易导致眼睑沉重，眼球酸胀，眼眶疼痛。继而视物模糊，出现重影，严重的还可出现头晕、头痛、恶心。

● 病理病因

近视具有一定的遗传倾向，高度近视的双亲家庭，下一代近视的发病率较高。近视多是后天形成的，尤其是青少年比较多见。因为学习或工作时间过长，光线放射方向不合理，阅读体位不正，或病后视力未恢复和用眼过度，使睫状肌过度疲劳，造成其调节功能下降而成近视。

● 食疗保健

| 枸杞子鲫鱼汤 | ▶ | 鲫鱼1条，枸杞子10克。将鲫鱼洗净去内脏，和枸杞子一起煮汤，吃肉饮汤。用白鱼或其他鱼代替鲫鱼也可。 |

| 芝麻核桃奶 | ▶ | 黑芝麻、核桃仁各25克，牛奶250毫升。黑芝麻、核桃仁炒香并捣细，放入牛奶中煮沸，一次饮完。 |

| 羊肝粥 | ▶ | 羊肝250克，葱子30克，粳米30克，盐适量。将羊肝洗净切细丝，粳米淘净。先将葱子水煎取汁，加羊肝、粳米、水煮成稀粥。待熟后调入适量盐即可。 |

● 健康贴士

1. 防止用眼过度，近距离工作每次不要超过50分钟为宜，每工作1小时应适当休息10分钟，可以预防近视。

2. 不要在阳光直射下或暗处看书，不要躺着、趴着或走动、乘车时看书。

3. 经常眨眼睛，感到眼疲劳时，应闭目半分钟，但不要揉眼睛，这样对预防近视有一定的帮助。

图解揉揉捏压消百病一学就会

对症按摩

精确取穴 ▶

1 睛明穴
位于面部，目内眦稍内上方凹陷处。

2 攒竹穴
人体的面部，眉毛内侧边缘凹陷处。

3 鱼腰穴
位于额部，瞳孔直上，眉毛中。

4 肝俞穴
在背部，第9胸椎棘突下，旁开1.5寸。

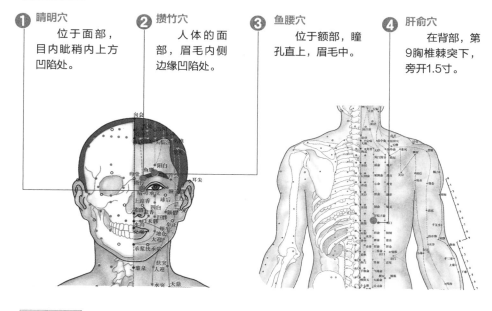

按摩步骤 ▶

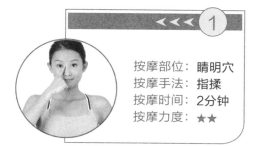

1

按摩部位：**睛明穴**
按摩手法：**指揉**
按摩时间：**2分钟**
按摩力度：★★

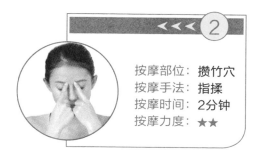

2

按摩部位：**攒竹穴**
按摩手法：**指揉**
按摩时间：**2分钟**
按摩力度：★★

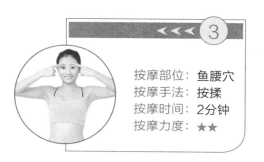

3

按摩部位：**鱼腰穴**
按摩手法：**按揉**
按摩时间：**2分钟**
按摩力度：★★

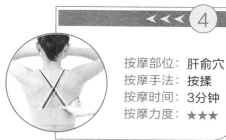

4

按摩部位：**肝俞穴**
按摩手法：**按揉**
按摩时间：**3分钟**
按摩力度：★★★

(73) 鼻炎

病症概述

慢性鼻炎主要症状为鼻塞，轻者为间歇性或交替性，重者为持续性，鼻分泌物增多。急性鼻炎主要症状为鼻塞和分泌物增多，早期为清水样涕，后变为黏液脓性鼻涕。过敏性鼻炎主要症状是突然鼻痒、打喷嚏、流清涕、鼻塞，且反复发作。

◉ 病理病因

邻近的慢性炎症长期刺激，致鼻腔通气不畅或引流阻塞，就会引起鼻炎。一些慢性疾病如内分泌失调、长期便秘、肾脏病和心血管疾病都可能导致鼻炎。烟酒过度可影响鼻黏膜血管的舒缩而发生障碍继而引起鼻炎的症状。鼻腔用药不当或用药过量过久也会导致药物性鼻炎。

◉ 食疗保健

丝瓜藤煲猪瘦肉 ▶ 近根部的丝瓜藤5克，猪瘦肉60克，盐适量。丝瓜藤洗净，猪瘦肉洗净切块，同放锅内加水煮汤，至熟加少许盐调味，饮汤吃肉，为1日量，分2次食用。5日为1个疗程，连用1～3个疗程。

黄花菜鱼头汤 ▶ 胖头鱼鱼头100克，红枣15克，黄花菜15克，白芷8克，苍耳子6克，白术8克，生姜、盐各适量。鱼头洗净，锅内放油，烧热后把鱼头两面稍微煎一下。将鱼头、红枣（去核）、黄花菜等放入砂锅中，加500毫升水，以文火炖煮2小时，再加盐调味即可。

◉ 健康贴士

1. 养成良好的个人卫生习惯，保持鼻窍清洁湿润，及时清理鼻腔内的痂皮。最好不要用手指挖鼻孔，以免细菌感染。

2. 加强锻炼，增强体质，预防感冒。在鼻炎早期，按摩可起到较好的治疗效果，所以在发现有鼻炎征兆时要及早治疗。

3. 注意保持工作和生活环境中的空气洁净，避免接触灰尘及化学气体，特别是有害气体。

对症按摩

精确取穴 ▶

① 迎香穴
人体面部，在鼻翼旁开约1厘米的皱纹中即是。

② 天突穴
位于颈部，当前正中线上，胸骨上窝中央。

③ 列缺穴
位于桡骨茎突上方，腕横纹上1.5寸，当肱桡肌与拇长展肌腱之间。

④ 神庭穴
位于头部，当前发际正中直上0.5寸。

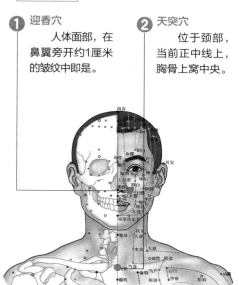

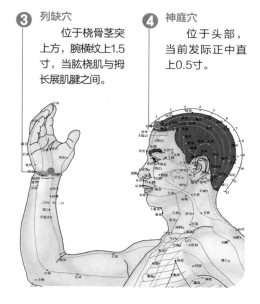

按摩步骤 ▶

◀◀◀ ①

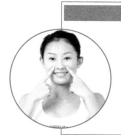

按摩部位：迎香穴
按摩手法：指压
按摩时间：2分钟
按摩力度：★★

◀◀◀ ②

按摩部位：天突穴
按摩手法：指压
按摩时间：3分钟
按摩力度：★★★

◀◀◀ ③

按摩部位：列缺穴
按摩手法：指压
按摩时间：1分钟
按摩力度：★★★

◀◀◀ ④

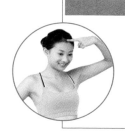

按摩部位：神庭穴
按摩手法：指压
按摩时间：1分钟
按摩力度：★★

74 耳鸣

病症概述

耳鸣是指耳内听到异常响声，或如雷鸣，或如蝉鸣，而且这些声音始终在变。它可以是间断性、持续性或搏动性。夜间症状更为明显。耳鸣只是一种主观感觉，患者总是感觉耳内有单调或混杂的响声。耳鸣可以短暂性存在，也可持续性存在。患者还可伴有头晕、目眩或耳聋。

● 病理病因

造成耳鸣的原因大致有耳神经受损和耳脉紊乱两种。而中医认为，本病是因暴怒、惊恐、肝胆风火上逆，以致少阳经之经气不通；或因肾气亏损，精气不能上达于耳；或因震伤；或继发于其他疾病。

● 食疗保健

苦瓜汤	➡	鲜苦瓜1条。苦瓜处理干净，切块，放入锅里，加水800毫升，大火烧开后用小火煮20分钟左右，滤渣后喝汤。
山茱萸粥	➡	山茱萸15克，粳米60克，白糖少许。将山茱萸洗净去核，与粳米一同放入锅内，加水煮成粥，米熟烂后加少许白糖调味即可食用。早晚各食1次。
枸杞子炖鳖	➡	鳖250克，枸杞子30克，熟地黄30克，红枣10颗，盐、味精各适量。将以上前4味一齐放入煲内，加开水适量，以文火炖2小时，加盐和味精调味即可。

● 健康贴士

1. 爆震声和长时间的噪声接触，均能导致耳鸣，在高强度噪声环境中工作的人员要注意噪声防护。

2. 不要长时间在有噪声的环境中使用耳机。

3. 减少咖啡因和酒精的摄入量，减少吸烟，避免其使耳鸣症状加重。减少肥甘饮食，以防积食成痰，加重病情。

4. 患者应注意休息，尽量避免劳累和刺激。

对症按摩

精确取穴 ▶

①听会穴
耳屏间切迹的前方，下颌骨髁状突的后缘，张口有凹陷处。

②听宫穴
位于面部，耳屏前，下颌骨髁状突的后方，张口时呈凹陷处。

③翳风穴
位于耳垂后，乳突前下方凹陷中。

④侠溪穴
在足背外侧，当第4、第5趾缝间，趾蹼缘后方的赤白肉际处。

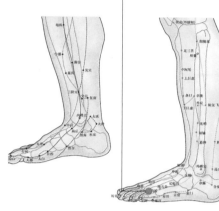

按摩步骤 ▶

◀◀◀ 1

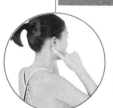

按摩部位：**听会穴**
按摩手法：**按揉**
按摩时间：**3分钟**
按摩力度：★★

◀◀◀ 2

按摩部位：**听宫穴**
按摩手法：**按揉**
按摩时间：**3分钟**
按摩力度：★★

◀◀◀ 3

按摩部位：**翳风穴**
按摩手法：**按揉**
按摩时间：**3分钟**
按摩力度：★★

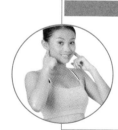

◀◀◀ 4

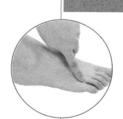

按摩部位：**侠溪穴**
按摩手法：**指压**
按摩时间：**2分钟**
按摩力度：★★★

第七章 五官科疾病的指压按摩

手把手教你做指压

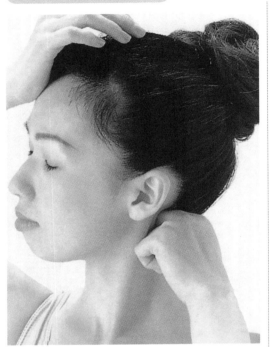

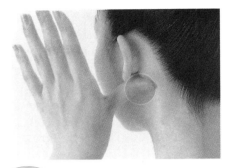

方法二 用拇指向上推压翳风穴

力度	节奏	时间/分钟
轻	中	3

指压手法　　拇指置于穴位上，由乳突骨下方往上推拿，如此刺激便会传到中耳。如耳鸣仍未得到改善，可以用笔尖等前端较细的东西推压此穴位，就能达到你想要的效果。

方法一 用中指指间关节指压乳突后的完骨穴

力度	节奏	时间/分钟
轻	中	3

指压手法　　一只手握拳并将中指指间关节放在完骨穴处，以头部重量来指压。稍微抬高下颌，另一只手以像要压住头部般的方式施力，如此刺激便能传递到深处。

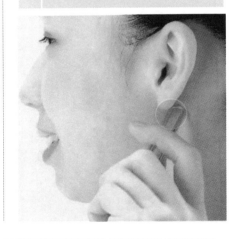

● 爱心小提示

保护好你的听力

◎ 不要用脏手掏耳朵，防止耳朵被细菌感染。

◎ 不要在噪音很大的地方活动。

◎ 戴耳机听音乐时，要把声音调小点，保护好自己的听力。

(75) 眼睑下垂

病症概述

眼睑下垂又称"上睑下垂"，是指上眼睑的上睑提肌发育不良，退变松弛或其他原因造成上睑提举无力，或不能自行抬起，以致睑裂变窄，遮盖部分或全部瞳神，造成眼睛无法睁大的症状。症状较为严重的患者可能眼珠转动失灵，眼球歪斜。

● 病理病因

先天性上睑下垂由上睑提肌残缺或动眼神经核发育不全所致，多为双侧性，常有遗传因素。单侧上睑下垂见于蛛网膜下腔出血、脑炎、脑脓肿、外伤等引起的动眼神经麻痹。中医认为，起病突然的眼睑下垂者乃是风邪侵袭所致；起病缓慢，眼睑提举无力，早上症状较轻，晚上和劳累后症状加重者，多由脾气虚弱所致；先天不足者自幼即有单侧或双侧的眼睑下垂，眼睑终日不能抬起。

● 食疗保健

| 羊肉炒核桃 ▶ | 核桃仁30克，羊肉100克，盐、食用油各适量。先把羊肉切成片，加油炒至发白，然后下核桃仁，放入盐，一起炒熟后佐餐食用。 |

| 虾米饭 ▶ | 虾米100克，火腿50克，粳米250克，盐、味精各适量。先把火腿、虾米、粳米洗净，火腿切成小丁。将前3种材料一同放入锅中加水、盐、味精拌匀后煮成饭食用。 |

● 健康贴士

1. 按摩时手法不能太重，可以适当放慢速度以免患者出现损伤。

2. 注意适当休息，避免过多的体力活动，保护面部免受风寒刺激。

3. 重症患者，应密切注意眼部之外的其他病症，定期进行神经、内分泌等检查。

4. 老年人的眼睑下垂并不仅仅是影响美观的小毛病，更是许多较严重疾病的一个早期的重要表现，其中最常见的是重症肌无力、糖尿病和脑动脉瘤。因此一旦发现，应及早检查，查清病因，对症治疗。

对症按摩

精确取穴 ▶

❶ 睛明穴
位于面部，目内眦稍内上方凹陷处。

❷ 鱼腰穴
位于额部，瞳孔直上，眉毛中。

❸ 大椎穴
第7颈椎棘突下凹陷中。

❹ 完骨穴
头部耳后乳突后下方凹陷处。

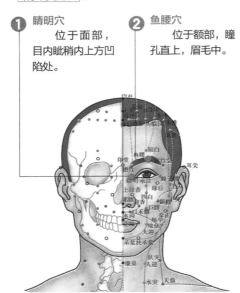

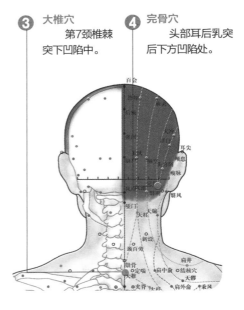

按摩步骤 ▶

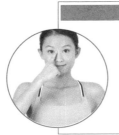

◀◀◀ 1

按摩部位：**睛明穴**
按摩手法：**按揉**
按摩时间：**2分钟**
按摩力度：★★

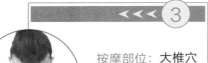

◀◀◀ 2

按摩部位：**鱼腰穴**
按摩手法：**按揉**
按摩时间：**2分钟**
按摩力度：★★

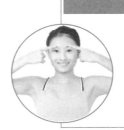

◀◀◀ 3

按摩部位：**大椎穴**
按摩手法：**按揉**
按摩时间：**3分钟**
按摩力度：★★★

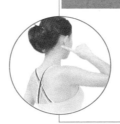

◀◀◀ 4

按摩部位：**完骨穴**
按摩手法：**按揉**
按摩时间：**1分钟**
按摩力度：★★

图解揉揉捏压消百病一学就会

(76) 牙痛

病症概述

牙痛的主要临床表现为牙齿疼痛、咀嚼困难，遇冷、热、酸、甜疼痛加重。风热牙痛呈阵发性，遇风发作，牙龈红肿；胃火牙痛时牙龈红肿较为严重，可能出脓渗血，口气臭，大便秘结；虚火牙痛时牙齿隐隐作痛，牙龈略微红肿，久则龈肉萎缩，牙齿浮动。

● 病理病因

无论是牙齿或牙周的疾病都可能导致牙痛。风火、胃火、肝火、虚火、龋齿或过敏都可能引起牙痛。中医认为，牙痛为风热邪毒滞留脉络，或肾火循经上炎，或肾阴不足，虚火上扰而致。风火邪毒侵犯，伤及牙体及牙龈是风热牙痛；胃火上蒸，又爱吃辛辣之品，引动胃火循经上蒸牙床是胃火牙痛；肾阴亏损，虚火上炎，牙失濡养是虚火牙痛。

● 食疗保健

雪梨豌豆炒百合 ➡ 雪梨、豌豆（豌豆荚）各200克，南瓜150克，柠檬半个，食用油10毫升，百合20克，盐、味精各5克，淀粉少许。雪梨削皮切块，豌豆、鲜百合掰开洗净，南瓜去皮切薄片，柠檬挤汁。雪梨、豌豆、百合、南瓜过沸水后捞出，锅中加油烧热，放入材料、调味料拌炒。用淀粉勾芡出锅即可。

补骨脂红枣粥 ➡ 补骨脂20克，红枣6颗，糯米100克。补骨脂用水煎15分钟。糯米中加入药汁、红枣，加水煮成粥即可食用。趁热分2次服用。

● 健康贴士

1. 注意口腔卫生，坚持每日早晚各刷牙1次。常用淡盐水漱口，食后必漱口，漱口水要反复在口中鼓动，以减少病菌滋生。

2. 冬瓜、西瓜、荸荠、芹菜、白萝卜等属于清胃火及清肝火的食物，可以多吃。还可以多食用橄榄、无花果、草莓、百合、石榴、南瓜、空心菜、金银花、西洋参等。不要食用爆米花、炒花生、荔枝、羊肉、鹅肉、白酒等。

3. 保持大便通畅，否则热火上攻也会导致牙痛。

对症按摩

精确取穴 ▶▶

① 承浆穴
位于人体的面部，当颏唇沟的正中凹陷处。

② 颧髎穴
面部，当目外眦直下，颧骨下缘凹陷处。

③ 颊车穴
在下颌角前上方约1横指，按之凹陷处，当咀嚼时咬肌隆起的最高点。

④ 阳溪穴
拇指上跷时，在腕背横纹桡侧两筋之间的凹陷处。

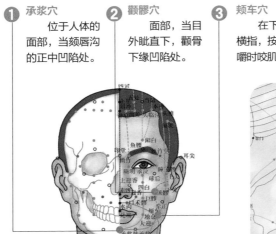

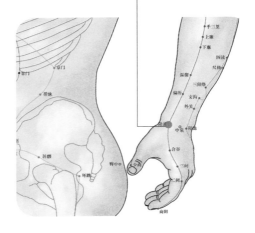

按摩步骤 ▶▶

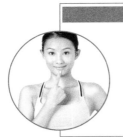

◀◀◀ ①

按摩部位：承浆穴
按摩手法：指压
按摩时间：2分钟
按摩力度：★★

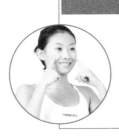

◀◀◀ ②

按摩部位：颧髎穴
按摩手法：指压
按摩时间：2分钟
按摩力度：★★

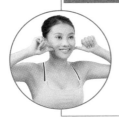

◀◀◀ ③

按摩部位：颊车穴
按摩手法：指压
按摩时间：2分钟
按摩力度：★★

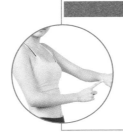

◀◀◀ ④

按摩部位：阳溪穴
按摩手法：指压
按摩时间：1分钟
按摩力度：★★★

图解揉揉捏压消百病 一学就会

手把手教你做指压

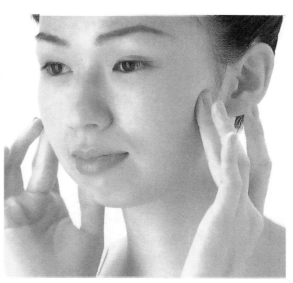

方法一

指压下关穴位可消除上齿的肿痛

力度	节奏	时间/分钟
强	中	3

指压手法　中指放在耳前的下关穴上，以中指来指压。指压重点是指腹贴紧脸颊按摩，施以略微会感到疼痛的力度来指压此穴。

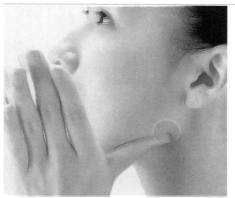

方法二

牙齿肿痛时可指压下颌的颊车穴

力度	节奏	时间/分钟
中	中	3

指压手法　拇指指腹置于颊车穴上，如果仅朝前方推压，手指无法集中力量，所以最好将四指放在脸颊上以便施力。

方法三

刺激手腕的列缺穴使肿痛完全消除

力度	节奏	时间/分钟
中	中	3

指压手法　对于下齿的肿痛，刺激手腕靠近拇指侧的列缺穴最具效果。如下图用拇指按压，即可起到清肺泻火的作用。

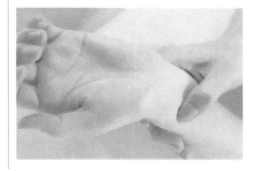

(77) 面瘫

病症概述

　　面瘫又称"面神经麻痹"或"面神经瘫痪"，俗称"歪嘴巴"。面瘫刚发生时，在耳下、耳后部等处有疼痛感。面部表情肌完全瘫痪者，前额皱纹消失、眼裂扩大，患侧不能做皱额、蹙眉、闭目、鼓气的动作。进食时齿颊间隙内会残留食物，或流涎。

● 病理病因

　　根据受损的部位不同，面神经麻痹可分为周围性面瘫和中枢性面瘫两种。周围性面瘫在临床上较为多见，病损位于脑干发出面神经后直至面部表情肌之间。中枢性面瘫，病损位于脑干面神经核以上至大脑皮层之间，常常由脑梗死、脑出血、颅内肿瘤等引起，可伴有中枢系统的症状，如头痛、头晕、呕吐、意识丧失、偏瘫、失语、大小便失禁等。

● 食疗保健

防风粥	▶	防风15克，葱白适量，粳米60克。前两味水煎取汁，去渣，粳米加水煮粥，待粥将熟时加入药汁，煮成稀粥，温服。
川芎白芷水炖鱼头	▶	川芎9克，白芷9克，鳙鱼头500克，葱、胡椒、生姜、盐各适量。全部用料加水以大火烧沸，再以小火炖半小时，分早、晚食鱼喝汤。
红枣粥	▶	红枣30克，粳米100克，冰糖适量。以上用料加水煮至熟烂成粥。本方能补气养血，适用于气血虚弱之口眼㖞斜、气短乏力者。

● 健康贴士

　　1. 要以乐观平和的精神状态面对工作和生活，减轻心理压力，避免过度劳累，这样才可以预防面瘫。

　　2. 补钙很重要，可多吃排骨、深绿色蔬菜、海带、芝麻、水果、奶制品等富含钙质的食物。

　　3. 适当摄取西红柿、冬瓜、黄瓜、木瓜、苹果、杏、西瓜、葡萄等。

图解揉揉捏压消百病一学就会

对症按摩

精确取穴 ▶

❶ 睛明穴
　　位于面部，目内眦稍内上方凹陷处。

❷ 巨髎穴
　　目正视，位于瞳孔直下，平鼻翼下缘处。

❸ 地仓穴
　　人体的面部，口角外侧，上直对瞳孔处。

❹ 天柱穴
　　斜方肌外缘的后发际凹陷处，后发际正中直上0.5寸，旁开1.3寸。

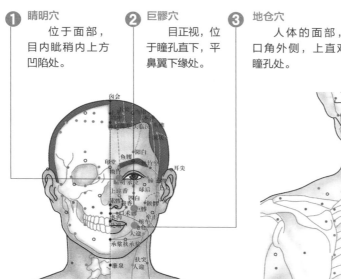

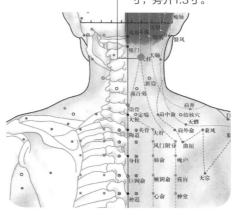

按摩步骤 ▶

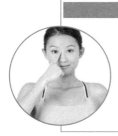

◀◀◀ ①

按摩部位：**睛明穴**
按摩手法：**指压**
按摩时间：**2分钟**
按摩力度：★★

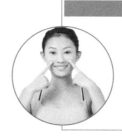

◀◀◀ ②

按摩部位：**巨髎穴**
按摩手法：**指压**
按摩时间：**2分钟**
按摩力度：★★

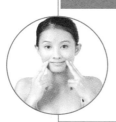

◀◀◀ ③

按摩部位：**地仓穴**
按摩手法：**指压**
按摩时间：**3分钟**
按摩力度：★★

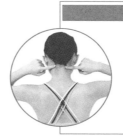

◀◀◀ ④

按摩部位：**天柱穴**
按摩手法：**按揉**
按摩时间：**5分钟**
按摩力度：★★★

本章看点

- 带下病
  常按气海、气冲、太冲、三阴交等穴，可辅助治疗带下病

- 女性更年期综合征
  常按中脘、头维、百会、风池等穴，可辅助缓解女性更年期综合征

- 痛经
  常按气海、关元、行间、水泉等穴，可辅助缓解痛经

- 闭经
  常按气海、归来、横骨、太冲等穴，可辅助治疗闭经

- 功能失调性子宫出血
  常按子宫、气海、血海、隐白等穴，可辅助治疗功能失调性子宫出血

- 月经不调
  常按气海、血海、太溪、公孙等穴，可辅助治疗月经不调

- 产后腰腿痛
  常按命门、八髎等穴，可辅助治疗产后腰腿痛

- 妊娠呕吐
  常按风府、阳池等穴，可辅助治疗妊娠呕吐

- 遗精
  常按中极、大赫、肾俞、八髎等穴，可辅助治疗遗精

- 阳痿
  常按命门、腰阳关、蠡沟、中封等穴，可辅助治疗阳痿

- 早泄
  常按气海、关元、中极、肾俞等穴，可辅助治疗早泄

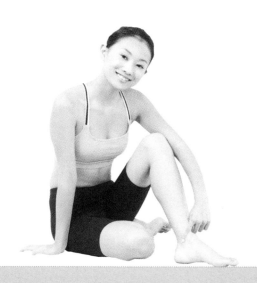

第八章
妇科、男科病的指压按摩

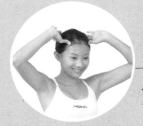

　　女性生殖系统所患的疾病称为妇科疾病，常见的有子宫肌瘤、阴道炎、宫颈炎、乳腺疾病、不孕症、月经不调等。男性生殖泌尿系统所患的疾病称为男科疾病，主要有前列腺炎、前列腺增生、阳痿、早泄、遗精、膀胱炎、肾囊肿等。不管是"她"还是"他"，遇到这些难言之隐，都可以通过自己指压或按摩穴位来进行辅助治疗。

(78) 带下病

病症概述　白带是指女性阴道内白色或淡黄色的分泌物。在青春期、月经期、妊娠期时，白带可能增多，这些都属正常现象。带下病是指女性带下量明显增多，颜色、气味异常，或伴腰酸怕冷、小便清长，或腹痛、便干等症状，临床上以白带、清带、黄带比较常见。

● 病理病因

中医认为白带是由于脾气虚弱、肝气郁结、湿热下注所致。白带分为多种类型。黄白色泡沫状白带，有酸臭味，大多伴有外阴瘙痒或刺痛，多为阴道滴虫感染，可由接触传染所致；乳白色凝块状白带，有时伴有外阴剧痒或刺痛，多为霉菌性阴道炎，多由于白色念珠菌（霉菌）感染，也可由接触传染所致。黏稠、黄色脓样分泌物，有时有赤带的多属于慢性宫颈炎；白带常夹血丝，外阴部及阴道灼热不适，多属于老年性阴道炎，多由绝经后阴道萎缩，抵抗力减弱受感染而引起。

● 食疗保健

| 车前草炖猪肚 ▶ | 车前草30克，猪肚30克，盐适量。将猪肚洗净切成小块，车前草洗净。将车前草、猪肚与水一起放入锅中，加入盐，用小火炖半小时即可食用。 |

| 白果黄豆鲫鱼汤 ▶ | 鲫鱼1条（约250克），白果12克，黄豆30克，盐适量。白果去壳，洗净；黄豆洗净用清水浸1小时；鲫鱼宰杀后处理干净。把全部用料放入锅内，加适量清水，大火煮沸后，改小火煲2小时，加盐调味即可。 |

| 莲子炖乌鸡 ▶ | 莲子50克，乌鸡肉200克，仙茅10克，盐适量。将莲子、仙茅、乌鸡肉洗净，乌鸡肉切小块。把全部材料一起放入锅内，加盖炖3小时，加盐调味即可。 |

● 健康贴士

1. 忌食生冷、刺激性食物，如辣椒、茴香、洋葱、大蒜、白酒等。可以食用乌鸡、麻雀肉、鳖、猪肚、芡实、肉苁蓉、枸杞子、白果、薏苡仁、冬瓜等滋阴、壮阳、收敛的食物。

2. 保持外阴干燥清洁，勤换洗内裤，经期尤其要注意阴部卫生。

3. 保持乐观的情绪。

对症按摩

精确取穴 ▶

1 气海穴
　　位于前正中线上，脐下1.5寸。

2 气冲穴
　　位于人体的腹股沟稍上方，当脐中下5寸，距前正中线2寸。

3 太冲穴
　　位于人体脚背部，第1、第2跖骨结合部之前的凹陷处。

4 三阴交穴
　　小腿内侧，足内踝尖上3寸，胫骨内侧缘后方。

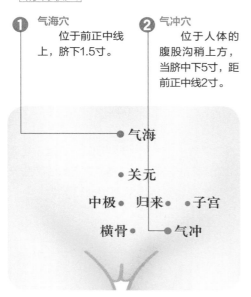

气海
关元
中极・ 归来・ ・子宫
横骨・ ・气冲

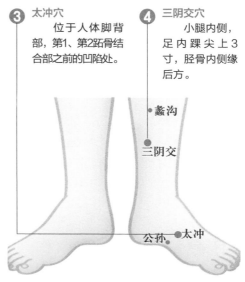

・蠡沟
三阴交
公孙・ 太冲

按摩步骤 ▶

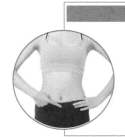

◀◀◀ 1

按摩部位：**气海穴**
按摩手法：**按揉**
按摩时间：**3分钟**
按摩力度：★★

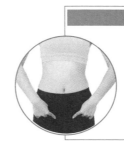

◀◀◀ 2

按摩部位：**气冲穴**
按摩手法：**按揉**
按摩时间：**4分钟**
按摩力度：★★

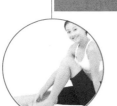

◀◀◀ 3

按摩部位：**太冲穴**
按摩手法：**按揉**
按摩时间：**2分钟**
按摩力度：★★★

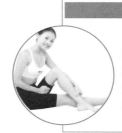

◀◀◀ 4

按摩部位：**三阴交穴**
按摩手法：**按揉**
按摩时间：**2分钟**
按摩力度：★★★★

(79) 女性更年期综合征

病症概述

女性更年期综合征又称"经断前后诸证"，是指更年期女性因卵巢功能减退，自主神经功能紊乱而出现的一系列症状，如月经变化、目眩耳鸣、面色潮红、心悸、失眠、乏力、抑郁、多虑、烦躁易怒、烘热汗出、五心烦热、倦怠乏力等。

● 病理病因

中医将其病因归结为肾气衰退，冲任俱亏，阴阳失调。女性进入更年期后，家庭和社会环境的变化都可加重其身体和精神负担，使更年期综合征易于发生，或使原来已有的某些症状加重。有些本身精神状态不稳定的女性，更年期综合征就更为明显，甚至喜怒无常。

● 食疗保健

韭菜炒鸡肉 ▶	韭菜300克，鸡肉100克，猪腰60克，虾米20克，食用油、盐各适量。将韭菜用清水洗净，切成小段；鸡肉、猪腰洗净，切片；虾米也洗净。锅中放油烧热，放入以上材料一起炒熟，加盐调味即可。可佐餐用。
药材猪肝汤 ▶	丝瓜络30克，合欢花、山楂各15克，佛手、菊花、陈皮各8克，猪肝、麻油、盐、味精、料酒各适量。将猪肝洗净切片，各种药材加沸水浸泡1小时后去渣取汁。碗中放入猪肝片，加药汁和食盐、味精、料酒，蒸熟。将猪肝取出，放少许麻油调味食用，饮汤。

● 健康贴士

1. 安定情绪，避免暴怒、忧郁等不良情绪。
2. 注意经期卫生，保持外阴清洁。
3. 忌食生冷、辛辣等刺激性食物，如胡椒、辣椒、芥末、葱、大蒜等。
4. 适当参加体育锻炼，调整作息，不要过度劳累。

对症按摩

精确取穴 ▶

❶ 中脘穴
在上腹部，前正中线上，当脐中上4寸。

❷ 头维穴
头侧部，当额角发际上0.5寸，头正中线旁开4.5寸处。

❸ 百会穴
位于头部，当前发际正中直上5寸，或两耳尖连线中点处。

❹ 风池穴
位于后项部，枕骨下，胸锁乳突肌与斜方肌上端之间的凹陷处，与风府穴相平。

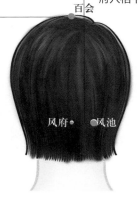

按摩步骤 ▶

◀◀◀ ①

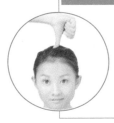

按摩部位：**中脘穴**
按摩手法：**按揉**
按摩时间：**1分钟**
按摩力度：★★★

◀◀◀ ②

按摩部位：**头维穴**
按摩手法：**点按**
按摩时间：**3分钟**
按摩力度：★★★★

◀◀◀ ③

按摩部位：**百会穴**
按摩手法：**点按**
按摩时间：**3分钟**
按摩力度：★★★★

◀◀◀ ④

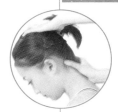

按摩部位：**风池穴**
按摩手法：**拿法**
按摩时间：**3分钟**
按摩力度：★★★★

手把手教你做指压

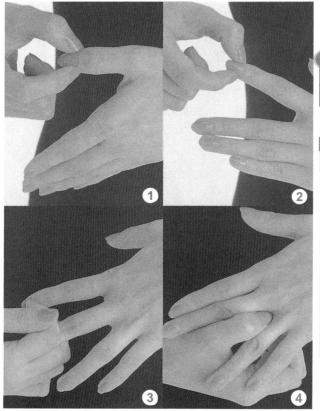

① ② ③ ④

方法一

以捏、夹、抓三种手法来刺激手指

力度	节奏	时间/分钟
中	短	3

指压手法　从拇指开始以捏指尖的方法（参照步骤①②）刺激五个指尖，接着，再以夹指尖的方式刺激指尖如步骤③，最后再抓捏各手指连接的部位（指间）如步骤④。

方法二

用手肘重重地压肩井穴，可消除疲惫

力度	节奏	时间/分钟
强	中	5

指压手法　身体不舒服，且自己做指压又效果不明显时，可请他人代劳。一般用手肘按摩肩井穴效果较好，将手肘置于肩井穴之后上方，慢慢地施力，不要让力度分散，这样才能充分达到治疗效果。

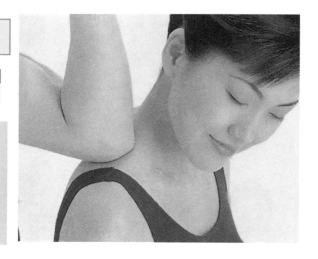

⑧⓪ 痛经

病症概述

痛经是指经期前后或行经期间，出现下腹部痉挛性疼痛，恶心呕吐，全身不适的现象。原发性痛经是指生殖器官并没有明显的异常而出现小腹疼痛的现象，其病因不明。继发性痛经则是由于生殖器官的病变导致的小腹疼痛，如子宫内膜异位症、盆腔炎、肿瘤等。

● 病理病因

中医认为痛经是由于邪气（如气滞、血瘀、寒凝）内伏或精血素亏，正值经期前后的胞宫气血运行不畅，"不通则痛"，或胞宫失于濡养，故使痛经发作。子宫颈管狭窄导致月经外流受阻也可引起痛经；子宫发育不良容易造成子宫缺血、缺氧而引起痛经；子宫位置异常也可影响经血通畅而导致痛经。

● 食疗保健

三七佛手炖鸡 ▶ 鸡肉150克，三七15克，佛手10克，红枣5颗，盐适量。选鲜嫩鸡肉，洗净，切块；三七、佛手洗净；红枣去核，洗净备用。把全部用料放入炖锅中，加适量开水，加盖隔水用小火炖3小时，加盐调味即可食用。

肉桂甜粥 ▶ 肉桂3克，粳米100克，红糖适量。将肉桂用清水洗净，放到一边备用；粳米也用清水淘洗干净。在粳米中加适量水，煮沸后再加入肉桂及红糖，一同煮为粥，即可食用。

● 健康贴士

1. 先用逆时针摩法按摩小腹，再进行穴位按摩，治疗效果更好。

2. 避免一切生冷及不易消化和刺激性的食物，如辣椒、生葱、生蒜、胡椒、烈性酒、咖啡、浓茶、可乐、巧克力等。

3. 经期避免感受风寒，忌冒雨涉水。

4. 注意调节情志，消除恐惧、焦虑等情绪。

5. 月经期间避免进行剧烈运动和过重的体力劳动。

对症按摩

1 气海穴
　　位于下腹部，前正中线上，当脐中下1.5寸。

2 关元穴
　　位于下腹部，前正中线上，当脐中下3寸。

3 行间穴
　　脚第1、第2趾趾蹼缘上方赤白肉处的凹陷中。

4 水泉穴
　　位于太溪穴直下1寸的凹陷处。

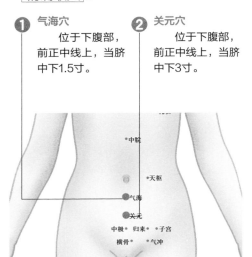

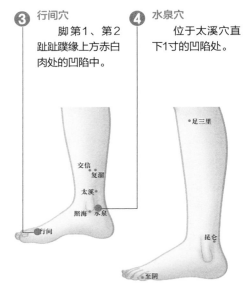

按摩步骤 ▶

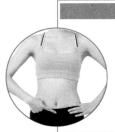

《《《 1

按摩部位：**气海穴**
按摩手法：**按揉**
按摩时间：**2分钟**
按摩力度：★★★

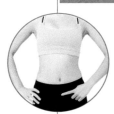

《《《 2

按摩部位：**关元穴**
按摩手法：**按揉**
按摩时间：**2分钟**
按摩力度：★★★

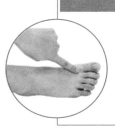

《《《 3

按摩部位：**行间穴**
按摩手法：**指压**
按摩时间：**2分钟**
按摩力度：★★★

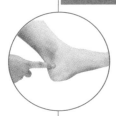

《《《 4

按摩部位：**水泉穴**
按摩手法：**指压**
按摩时间：**2分钟**
按摩力度：★★★

图解揉揉捏压消百病一学就会

手把手教你做指压

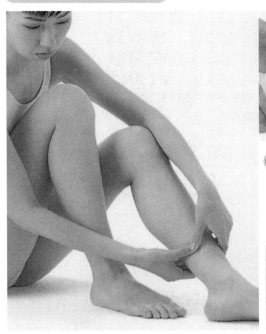

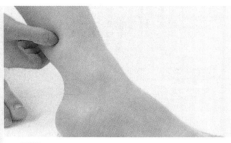

方法一

以惯用的那只手朝胫骨方向刺激三阴交穴

力度	节奏	时间/分钟
中	中	5

指压手法　　两手抓住脚，以左右拇指重叠的手势来指压三阴交穴，以惯用的那只手的拇指在下面朝胫骨方向施力，会比较有效果。

方法二

用圆珠笔指压血海穴

力度	节奏	时间/分钟
中	中	5

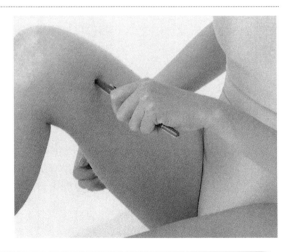

指压手法　　首先坐在地板上，一条腿弯曲，接着用手指按压血海穴或用圆珠笔来加强刺激。当指压深入穴位时，大腿及膝盖都会有刺痛感。

● 爱心小提示

温热双脚让症状减轻

指压前，如果脚尖是冰冷的，可先将双脚泡在热水里，待脚部温热后再进行指压。将热水倒满脸盆，慢慢地温热双脚。泡澡时，可调整水至适当温度，不论是用来温热双脚或将腰部以下都泡在温水中，都相当有效。待脚温热后，日后的生理痛也会减轻许多。

(81) 闭经

病症概述

闭经是指女性年满18岁，而月经尚未初潮，或已来月经又中断达3个月以上的月经病。气血亏虚者月经来潮后闭止，头晕耳鸣，腰膝酸软；阴虚内热会使月经逐渐变少，最后闭经，多伴五心烦热，潮热盗汗；气滞血瘀型闭经还会伴有胸胁及小腹胀痛。

● 病理病因

消耗性疾病，如重度肺结核、严重贫血、营养不良等；内分泌功能紊乱，如肾上腺、甲状腺、胰腺等功能紊乱，均可能引起闭经。生殖器官不健全或发育不良、结核性子宫内膜炎以及脑垂体或下丘脑功能不正常等原因都可能导致闭经。子宫颈、阴道、处女膜、阴唇等处先天性闭锁，或后天损伤造成粘连性闭锁，会导致假性闭经。

● 食疗保健

桃仁牛血汤	▶	桃仁10克，鲜牛血200克，盐少许。将牛血切块，与桃仁加清水适量煲汤，食用时加少许盐调味。
黑木耳核桃糖	▶	黑木耳120克，核桃仁120克，红糖200克，料酒适量。将黑木耳、核桃仁碾末，加入红糖和料酒拌匀，用瓷罐装封。每次服30克，一日2次。
红糖姜汤	▶	老姜5克，红糖15克。老姜磨成泥备用，把红糖放入沸水中搅拌，完全溶解后放入姜泥搅拌均匀，水再开时即可熄火，趁热饮用。

● 健康贴士

1. 适当锻炼身体，合理安排工作，避免劳累及精神紧张，保持情绪稳定。
2. 注意免受风寒，忌食生冷、刺激性食物。
3. 注意月经期、产褥期的卫生保健，预防闭经。
4. 平时注意饮食均衡，营养不良者，应调整饮食结构，加强营养。

对症按摩

精确取穴 ▶

① 气海穴
　　下腹部，前中线上，当脐中下1.5寸。

② 归来穴
　　下腹部，当脐中下4寸，距前正中线2寸处。

③ 横骨穴
　　下腹部，当脐中下5寸，前正中线旁开0.5寸。

④ 太冲穴
　　脚背部，第1、第2跖骨结合部之前凹陷处。

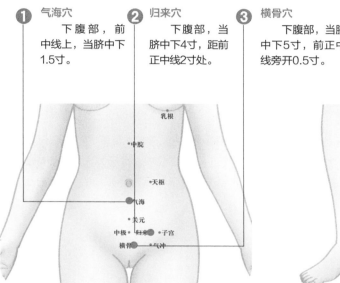

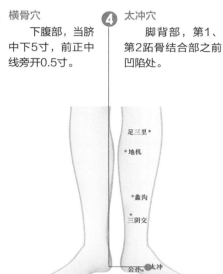

第八章 妇科、男科病的指压按摩

按摩步骤 ▶

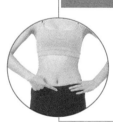

◀◀◀ 1

按摩部位：**气海穴**
按摩手法：**按揉**
按摩时间：**2分钟**
按摩力度：★★★

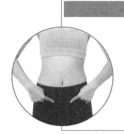

◀◀◀ 2

按摩部位：**归来穴**
按摩手法：**按揉**
按摩时间：**1分钟**
按摩力度：★★★

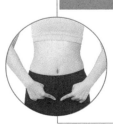

◀◀◀ 3

按摩部位：**横骨穴**
按摩手法：**按揉**
按摩时间：**1分钟**
按摩力度：★★★

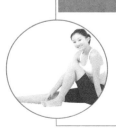

◀◀◀ 4

按摩部位：**太冲穴**
按摩手法：**指压**
按摩时间：**1分钟**
按摩力度：★★★

(82) 功能失调性子宫出血

病症概述

功能失调性子宫出血，简称"功血"，表现为月经量增多，经期延长或不规则阴道出血，还可伴有头晕、心悸、失眠或急躁易怒。临床上，常将功能失调性子宫出血分为无排卵性功能失调性子宫出血和排卵性功能失调性子宫出血。无排卵性功能失调性子宫出血属于中医"崩漏"的范畴。

● 病理病因

青春期功能失调性子宫出血是由于性腺轴还未完全成熟，容易受营养、精神因素等影响。更年期功能失调性子宫出血比较多见，器质性病变的可能性很大。月经失去其正常有规律的周期，代之以不同频率的经量过多，经期延长，或表现为不规律的子宫出血，时流时止，血量也时多时少。

● 食疗保健

红糖黑木耳 ➡	水发黑木耳120克，红糖60克。加水将黑木耳煮熟，加入红糖拌匀。1次服完，连服7天为1个疗程。
玉米须猪肉汤 ➡	玉米须30克，猪肉250克。将玉米须和猪肉同煮，待肉熟后食肉喝汤。每日1剂。
乌梅红糖汤 ➡	乌梅15克，红糖30克。将乌梅、红糖一起放入锅内加水250毫升，煎至剩150毫升，去渣温服。

● 健康贴士

1. 饮食忌用滋腻、温热动火之物，应多食绿叶蔬菜和有补血止血作用的食物。可多吃具有滋补阴血作用的食物，如乌鸡、桂圆、红枣、枸杞子等。

2. 青春期女性随着身体发育的需要，能量消耗增大，需要增加营养以满足身体发育的需要。

3. 注意休息，出血量多的时候，可以采取头低足高位。

4. 在按摩穴位时，分别用摩法和擦法，按摩腹部和腰骶部，治疗效果更好。

对症按摩

❶ 子宫穴

在下腹部，当脐中下4寸，中极穴旁开3寸。

❷ 气海穴

位于下腹部，前正中线上，当脐中下1.5寸。

❸ 血海穴

在大腿内侧，髌底内侧缘上2寸，股四头肌内侧头的隆起处即是。

❹ 隐白穴

足第1趾内侧，趾甲根角旁0.1寸。

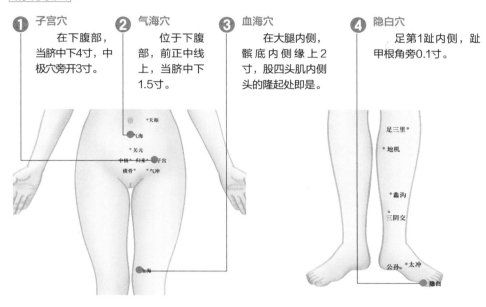

第八章 妇科、男科病的指压按摩

按摩步骤 ▶

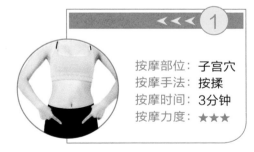

❮❮❮ 1

按摩部位：**子宫穴**
按摩手法：**按揉**
按摩时间：**3分钟**
按摩力度：★★★

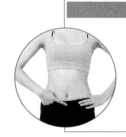

❮❮❮ 2

按摩部位：**气海穴**
按摩手法：**按揉**
按摩时间：**2分钟**
按摩力度：★★★

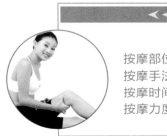

❮❮❮ 3

按摩部位：**血海穴**
按摩手法：**按揉**
按摩时间：**2分钟**
按摩力度：★★★

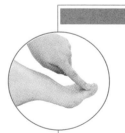

❮❮❮ 4

按摩部位：**隐白穴**
按摩手法：**指按**
按摩时间：**2分钟**
按摩力度：★★★

83 月经不调

病症概述　月经不调是指由于卵巢功能不正常所引起的月经周期超前或延后，行经日期紊乱，经量过多或过少。可伴经前、经时腹痛。月经不调不仅会引起妇科炎症，影响患者工作及生活，严重者还会导致不孕症。

● **病理病因**

月经提前、经量较多、颜色鲜红，口干，便秘，舌质红是因为血热；月经提前、经量较少、颜色鲜红，头晕，耳鸣，腰酸，是因为虚热；经期延后、经量少、颜色暗淡，怕冷，舌苔发白，是因为虚寒；经期提前、经量较多、颜色淡，面色苍白，无力，是因为气虚；经期提前或延后、颜色淡，头晕，体虚，舌淡苔白，是因为脾虚。

● **食疗保健**

鸡蛋马齿苋汤 ▶	马齿苋250克，鸡蛋2个，盐适量。将马齿苋用清水洗净，鸡蛋煮熟后去掉壳。将马齿苋、鸡蛋放入锅内一起煮5分钟，放入盐调味即可食用。每日1剂，分2次服用，吃蛋喝汤。
豆豉羊肉汤 ▶	豆豉50克，羊肉100克，生姜15克，盐适量。将羊肉用清水洗净，切成块。豆豉、羊肉、生姜同放入砂锅中煮至熟烂，加盐调味即可。每次月经前1周开始服用，连服1周。

● **健康贴士**

1.保持精神愉快，避免精神刺激和情绪波动。

2.注意卫生，预防感染，注意外生殖器的卫生清洁。

3.经血量多者忌食红糖。月经期绝对不能有性生活，还要注意保暖。

4.内裤宜选柔软、棉质、透气性能良好的，要勤洗勤换，换洗的内裤要放在阳光下晒干。

对症按摩

精确取穴 ▶

1 气海穴
　　位于前正中线上，脐下1.5寸。

2 血海穴
　　屈膝，在大腿内侧，髌底内侧缘上2寸，股四头肌内侧头的隆起处。

3 太溪穴
　　足内侧，内踝后方与跟腱之间的凹陷处。

4 公孙穴
　　足内侧第1跖骨基底部前下缘，第1趾关节后1寸处。

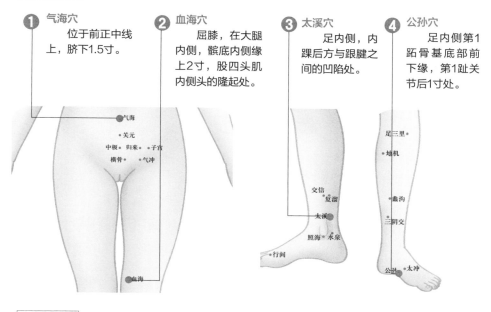

按摩步骤 ▶

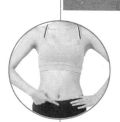

◀◀◀ 1

按摩部位：**气海穴**
按摩手法：**按揉**
按摩时间：**3分钟**
按摩力度：★★★

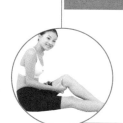

◀◀◀ 2

按摩部位：**血海穴**
按摩手法：**指按**
按摩时间：**2分钟**
按摩力度：★★★

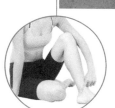

◀◀◀ 3

按摩部位：**太溪穴**
按摩手法：**指压**
按摩时间：**3分钟**
按摩力度：★★★

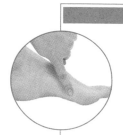

◀◀◀ 4

按摩部位：**公孙穴**
按摩手法：**指压**
按摩时间：**3分钟**
按摩力度：★★★

第八章　妇科、男科病的指压按摩

84 产后腰腿痛

图解揉捏压消百病一学就会

病症概述

产妇分娩之后，发生与产褥有关的腰腿疼痛，称为产后腰腿痛。多以腰、臀和腰骶部疼痛为主，部分患者伴有一侧腿痛。疼痛部位多在下肢内侧或外侧，可伴有双下肢沉重、酸软等症。

● 病理病因

产后休息不当，过早持久站立和端坐，致使松弛的骶髂韧带不能恢复，造成劳损。分娩过程中引起骨盆各种韧带损伤，加上产后过早劳动和负重，增加骶髂关节的损伤机会，引起关节囊周围组织粘连，妨碍骶髂关节的正常运动。

对症按摩

精确取穴 ▶

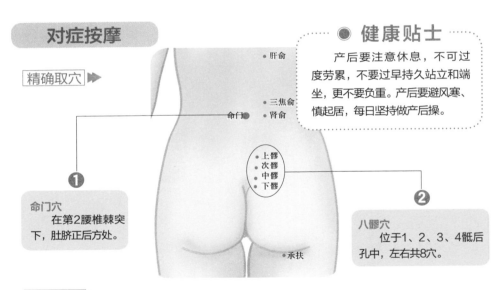

● 肝俞
● 三焦俞
● 肾俞
命门●

上髎
次髎
中髎
下髎

● 承扶

❶ **命门穴**
在第2腰椎棘突下，肚脐正后方处。

❷ **八髎穴**
位于1、2、3、4骶后孔中，左右共8穴。

● 健康贴士

产后要注意休息，不可过度劳累，不要过早持久站立和端坐，更不要负重。产后要避风寒、慎起居，每日坚持做产后操。

按摩步骤 ▶

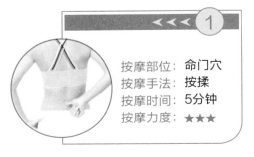

‹‹‹ 1

按摩部位：**命门穴**
按摩手法：**按揉**
按摩时间：**5分钟**
按摩力度：★★★

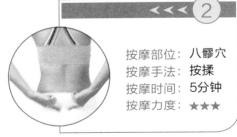

‹‹‹ 2

按摩部位：**八髎穴**
按摩手法：**按揉**
按摩时间：**5分钟**
按摩力度：★★★

85 妊娠呕吐

病症概述　妊娠呕吐是妊娠早期最常见的症状，一般是指受孕后2～3个月，反复出现的以恶心、呕吐、头晕、厌食或食入即吐为主要症状的孕期病症。

● 病理病因

　　孕妇阴血用以养胎，肝血不足，肝失所养，肝气偏旺，可能导致呕吐。或因恼怒伤肝，肝气犯胃致呕吐。孕妇恶心、呕吐现象的产生，主要是由于妊娠后增多的孕激素雌激素对胃肠内平滑肌的刺激作用所致。家庭、社会环境因素的刺激、孕妇个人性格及情绪因素对妊娠呕吐都有影响。

对症按摩

健康贴士
　　避免使孕妇闻到异味。调整饮食，少食多餐，适当增加酸味、咸味和有助于消化吸收的食物。饮食忌辛辣、油腻，不可盲目追求高营养。

精确取穴 ▶

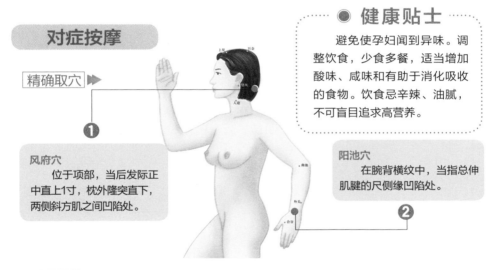

① 风府穴
　　位于项部，当后发际正中直上1寸，枕外隆突直下，两侧斜方肌之间凹陷处。

阳池穴
　　在腕背横纹中，当指总伸肌腱的尺侧缘凹陷处。

按摩步骤 ▶

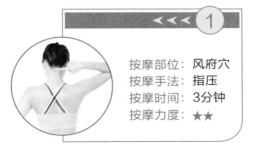

◀◀◀ 1

按摩部位：风府穴
按摩手法：指压
按摩时间：3分钟
按摩力度：★★

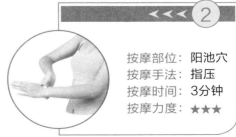

◀◀◀ 2

按摩部位：阳池穴
按摩手法：指压
按摩时间：3分钟
按摩力度：★★★

86 遗精

病症概述

遗精是指不因性生活而精液遗泄的病症。遗精多是由于神经衰弱、劳伤心脾；或者性交过频、肾虚不固，以及色欲过度等所致，常伴有头晕、神疲乏力、腰酸腿软、多梦、盗汗、烦热等症状。

● 病理病因

本病由情绪失调、房劳过度等导致肾精不固或湿热内扰所致。如因纵欲过度，精气虚损；或因思虑忧郁、精神紧张、情志失调、肝气郁结、湿热下注而导致本病。有梦而遗，称为"梦遗"，无梦而遗，或清醒时精液自行滑出，称为"滑精"。

● 食疗保健

| 三味鸡蛋汤 ▶ | 鸡蛋1个，去心莲子、芡实、山药各9克，冰糖适量。将莲子、芡实、山药加水熬成药汤，加入鸡蛋煮熟，再加入冰糖调味即可食用。 |

| 莲子百合煲肉 ▶ | 莲子、百合各10克，猪瘦肉200克，盐适量。将莲子去心，百合洗净，猪瘦肉洗净切片。将莲子、百合、猪瘦肉放入锅中，加适量水，用小火煲熟，加盐调味后服用。 |

| 银耳山药羹 ▶ | 白糖15克，水淀粉8毫升，鲜山药200克，银耳100克。山药去皮切丁；银耳泡发切末。所有材料放入锅中，煮开后转小火熟透，用白糖调味，加入水淀粉勾芡即可。 |

● 健康贴士

1. 勿随意服用补肾药，有时越补遗精越多。治疗遗精频繁，应养成良好的生活习惯，保持心情舒畅，积极参加健康的体育活动以排除杂念。节制性欲，戒除频繁手淫，避免接触色情类书刊或影片，防止过度疲劳及精神紧张。

2. 睡眠时，棉被不要盖得太厚、太暖，内裤不宜过紧。

3. 注意少食辛辣、刺激性食物及少吸烟、饮酒、喝咖啡。平时可以多吃一些有补肾固精作用的食品，如芡实、石榴、莲子、核桃仁、白果等。

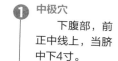

对症按摩

精确取穴 ▶

① 中极穴
　　下腹部，前正中线上，当脐中下4寸。

② 大赫穴
　　脐下4寸，前正中线旁开0.5寸。

③ 肾俞穴
　　在腰部，第2腰椎棘突下，旁开1.5寸。

④ 八髎穴
　　位于1、2、3、4骶后孔中，左右共8穴。

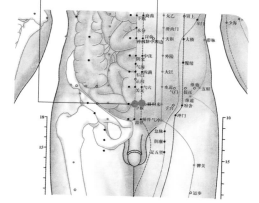 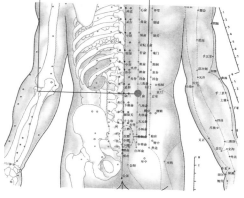

按摩步骤 ▶

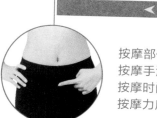

1

按摩部位：**中极穴**
按摩手法：**按揉**
按摩时间：**2分钟**
按摩力度：★★★

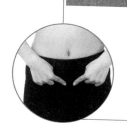

2

按摩部位：**大赫穴**
按摩手法：**指揉**
按摩时间：**2分钟**
按摩力度：★★★

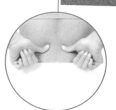

3

按摩部位：**肾俞穴**
按摩手法：**按揉**
按摩时间：**3分钟**
按摩力度：★★★★

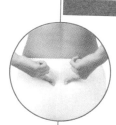

4

按摩部位：**八髎穴**
按摩手法：**按揉**
按摩时间：**3分钟**
按摩力度：★★★★

第八章　妇科、男科病的指压按摩

87 阳痿

病症概述

阳痿是指在未到性功能衰退时期，男性在有性欲要求时，阴茎不能勃起或勃起不坚，或者虽然有勃起并有一定的硬度，但不能保持足够时间的性交。阴茎完全不能勃起称为完全性阳痿，阴茎虽能勃起但其硬度不够称为不完全性阳痿，从发育开始后就发生阳痿者称为原发性阳痿。

● 病理病因

功能性原因为慢性病、体质衰弱或过度疲劳引起的身体衰弱或神经衰弱。害怕导致女方怀孕、性交环境不良、夫妇感情冷淡或自慰过多而担心性功能有问题等精神因素也能造成阳痿。器质性阳痿的原因是内分泌障碍、血运不足和神经障碍等。

● 食疗保健

鲜羊肉粥 ➡ 新鲜羊肉200克，粳米适量。羊肉与粳米一同煮粥。可佐餐食用。温服，适于在秋冬季节服用。本品能益气血、补虚损、暖脾胃、治阳痿。

龟肉鱼鳔汤 ➡ 龟肉150克，鱼鳔30克，盐、味精各适量。先将龟肉洗干净，切成小块；鱼鳔洗去腥味，切碎。将龟肉、鱼鳔同入砂锅，加适量水，武火烧沸后，用文火慢炖。待肉熟后，加入盐、味精调味即可。

● 健康贴士

1. 长期房事过度是导致阳痿的原因之一，所以要适当节制性欲。

2. 精神性阳痿的人往往缺乏自尊、自信心，充满自卑感，抑郁或体像感很差。因此，要改善不良情绪或自卑懦弱的性格，正确认识性。

3. 应选择具有补肾填精作用的食物，或选择具有温补肾阳作用的食物。勿食生冷、性寒的食物，勿食辛辣、刺激性食物。

4. 注意补充营养，摄入足量的钙、磷及维生素A、维生素C、维生素E等营养素。

对症按摩

精确取穴 ▶

1 命门穴
在第2腰椎棘突下，肚脐正后方处。

2 腰阳关穴
位于第4腰椎棘突下凹陷处。

3 蠡沟穴
在小腿内侧，当足内踝尖上5寸，胫骨内侧面的中央。

4 中封穴
人体的足背侧，足内踝前1寸处。

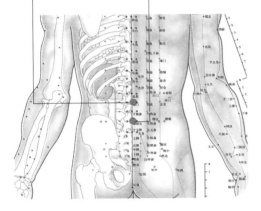

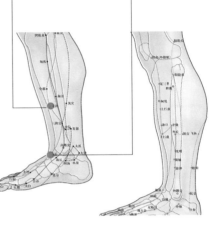

按摩步骤 ▶▶

◄◄◄ 1

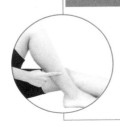

按摩部位：**命门穴**
按摩手法：**按揉**
按摩时间：**3分钟**
按摩力度：★★★★

◄◄◄ 2

按摩部位：**腰阳关穴**
按摩手法：**按揉**
按摩时间：**3分钟**
按摩力度：★★★★

◄◄◄ 3

按摩部位：**蠡沟穴**
按摩手法：**指压**
按摩时间：**2分钟**
按摩力度：★★★

◄◄◄ 4

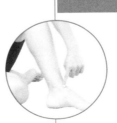

按摩部位：**中封穴**
按摩手法：**指压**
按摩时间：**2分钟**
按摩力度：★★★

第八章 妇科、男科病的指压按摩

199

(88) 早泄

病症概述

早泄是指阴茎插入阴道后，在女性尚未达到性高潮，性交时间短于2分钟，因男性提早射精而出现的性交障碍。临床上把阴茎勃起未进入阴道即射精诊断为早泄；而能进入阴道进行性交者，如果没有抽动几下就很快射精，也称为早泄。早泄患者通常还伴有腰膝酸软、体倦乏力、头晕耳鸣、夜尿频多、白天无神、夜间无力、畏寒怕冷、神疲消瘦等症状。

● 病理病因

过度兴奋或紧张、过分疲劳、心情郁闷，饮酒之后行房、房事不节、丈夫对妻子存在恼怒等情绪，或对妻子过分的害怕、敬重，自身存在自卑心理等都是诱发早泄的因素。外生殖器先天畸形、包茎、龟头或包皮的炎症、脊髓肿瘤、尿道炎、阴茎炎、慢性前列腺炎等都可能反射性地影响脊髓中枢，引起早泄。

● 食疗保健

| 牛鞭汤 | ▶ | 牛鞭1副，生姜1块，盐适量。牛鞭切段，放入沸水中汆烫，捞出洗净；生姜洗净切片。将牛鞭、姜片放入锅中，加水没过材料，以大火煮开后转小火慢炖30分钟，起锅前加盐调味即可。 |

| 苁蓉羊肉粥 | ▶ | 肉苁蓉15克，羊肉80克，粳米100克，盐适量，葱花少许，生姜3片。分别将肉苁蓉、羊肉洗净切成细丝。先用砂锅煎肉苁蓉取汁去渣，放入羊肉、粳米同煮。煮沸后，再加入盐、姜片、葱花煮为稀粥。适于冬天服用，以5~7日为1个疗程。 |

● 健康贴士

1. 性生活要做到放松，切勿纵欲，勿疲劳后行房。
2. 调节饮食结构，保证充足的睡眠，不酗酒吸烟，不憋尿等。
3. 多食具有补肾固精作用的食物，如牡蛎、核桃仁、芡实、栗子、鳖、鸽蛋、猪腰等。

对症按摩

精确取穴 ▶

1 气海穴
　　位于前正中线上，脐下1.5寸。

2 关元穴
　　位于下腹部，前正中线上，当脐中下3寸。

3 中极穴
　　位于下腹部，前正中线上，当脐中下4寸。

4 肾俞穴
　　在腰部，第2腰椎棘突下，旁开1.5寸。

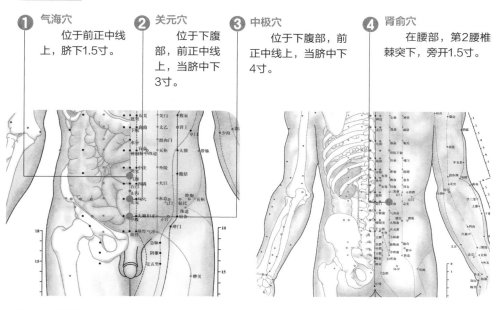

按摩步骤 ▶

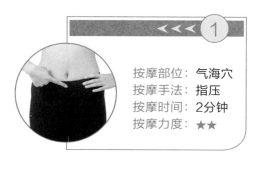

1
按摩部位：气海穴
按摩手法：指压
按摩时间：2分钟
按摩力度：★★

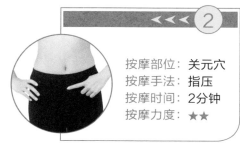

2
按摩部位：关元穴
按摩手法：指压
按摩时间：2分钟
按摩力度：★★

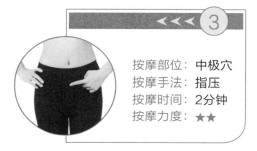

3
按摩部位：中极穴
按摩手法：指压
按摩时间：2分钟
按摩力度：★★

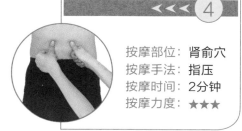

4
按摩部位：肾俞穴
按摩手法：指压
按摩时间：2分钟
按摩力度：★★★

第八章　妇科、男科病的指压按摩

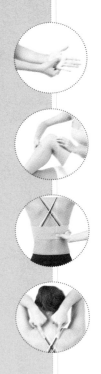

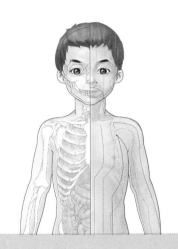

第九章
小儿疾病的指压按摩

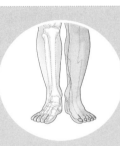

　　小儿身体娇嫩，抗病能力差，也容易发病。本章针对小儿常见病，提供了简单易操作的指压按摩手法，比如治疗小儿腹泻的按摩手法是：先用较轻的力度按揉小儿的中脘穴、神阙穴、关元穴各1分钟，再以适中的力度用推法按摩小儿的足三里穴2分钟。

89 小儿腹泻

病症概述

轻症小儿腹泻物呈稀糊状、蛋花汤样或水样，可有少许黏冻，但无脓血，每日腹泻数次至十多次。患儿大便前可能啼哭，似有腹痛状，亦可有轻度恶心呕吐。重症患儿1日可以腹泻十多次甚至20次以上，伴有呕吐、高热、体倦、嗜睡等现象。

● 病理病因

小儿消化系统发育不成熟，分泌的消化酶较少，消化能力比较弱，容易发生腹泻。再者，小儿神经系统对胃肠的调节功能也比较差，如果饮食稍有改变，比如对添加的辅助食物不适应，短时间添加的种类太多或一次喂得太多，突然断奶；或饮食不当，吃了不易消化的食物；天气的突然变化，过冷或过热，都可引起小儿腹泻。

● 食疗保健

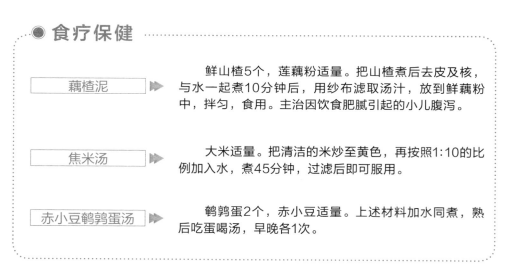

藕楂泥 ▶	鲜山楂5个，莲藕粉适量。把山楂煮后去皮及核，与水一起煮10分钟后，用纱布滤取汤汁，放到鲜藕粉中，拌匀，食用。主治因饮食肥腻引起的小儿腹泻。
焦米汤 ▶	大米适量。把清洁的米炒至黄色，再按照1:10的比例加入水，煮45分钟，过滤后即可服用。
赤小豆鹌鹑蛋汤 ▶	鹌鹑蛋2个，赤小豆适量。上述材料加水同煮，熟后吃蛋喝汤，早晚各1次。

● 健康贴士

1. 穴位按摩前，配合摩腹和揉脐，穴位按摩后对小儿进行捏脊按摩，治疗效果更好。

2. 注意气候变化，适当加减衣服，避免小儿着凉或过热。注意小儿锻炼，增强小儿体质，提高小儿自身抵抗力。

3. 母乳喂养儿应继续母乳喂养，并且增加喂养频次及延长单次喂养时间；混合喂养儿应在母乳喂养的基础上循序渐进地添加辅食，使小儿有适应的过程。

对症按摩

精确取穴 ▶

① 神阙穴
　　位于人体的中腹部，脐中央。

② 中脘穴
　　在上腹部，前正中线上，当脐中上4寸。

③ 关元穴
　　位于下腹部，前正中线上，当脐中下3寸。

④ 足三里穴
　　外膝眼下3寸，胫骨前嵴外1横指处。

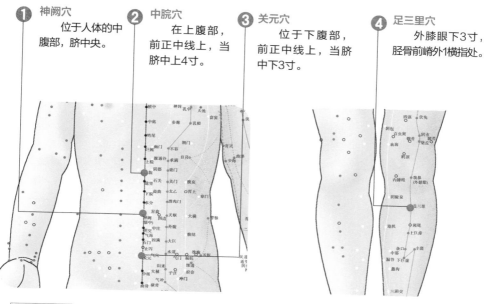

按摩步骤 ▶

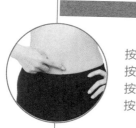

◀◀◀ ①
按摩部位：**神阙穴**
按摩手法：指揉
按摩时间：1分钟
按摩力度：★★

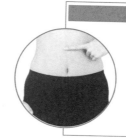

◀◀◀ ②
按摩部位：**中脘穴**
按摩手法：指揉
按摩时间：1分钟
按摩力度：★★

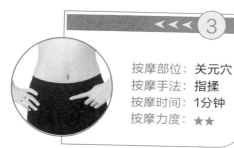

◀◀◀ ③
按摩部位：**关元穴**
按摩手法：指揉
按摩时间：1分钟
按摩力度：★★

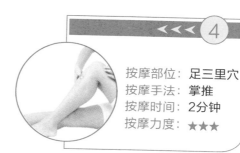

◀◀◀ ④
按摩部位：**足三里穴**
按摩手法：掌推
按摩时间：2分钟
按摩力度：★★★

(90) 小儿夜啼

小儿每到夜间间歇啼哭或持续不已，甚至通宵达旦，而白天一切正常，就是"夜啼症"。民间俗称这类小儿为"夜啼郎"。脾寒夜啼的患儿啼哭声软，用手按腹部，手脚发冷，伴有腹泻；心热夜啼的患儿面红耳赤，烦躁不安，哭声粗壮，便秘，小便短黄；食积夜啼的患儿夜间阵发啼哭，腹部胀满，呕吐，大便酸臭。

● 病理病因

小儿在饥饿、尿布潮湿、有便意、室温过高或过低、被子过厚、强大音响的刺激等情况下的啼哭，都是生理性啼哭，家长不必过分担心。需要注意的是病理性夜啼。先天不足，后天失调引起的脾胃虚寒，使患儿气血不通，入夜后腹痛而啼哭；患儿心热导致心火太盛，内热烦躁，不能安睡而啼哭；母乳喂养或食物不节制，导致患儿乳食积滞，腹部胀痛不能安眠而啼哭。

● 食疗保健

猪骨干姜汤 ➡	猪骨头150克，干姜5克。上述材料加水同煮成汤，每日喝汤1次。
冰糖百合汤 ➡	百合15克，冰糖适量。上述材料加水同煮熟后服用。
桂心粥 ➡	粳米100克，桂心米3克，红糖适量。粳米加水煮粥，等粥将熟时，加桂心米，熟后加红糖即可食用。

● 健康贴士

1. 夜啼既可由于疾病所引起，也可是生理性的。因此，对于小儿的夜啼，家长应仔细地观察护理。在排除了饥饿、尿布潮湿等生理性原因后，如果小儿仍有夜啼，应去医院就诊，请医师检查，找出原因给予治疗。

2. 养成小儿良好的睡眠习惯。夜间要保持环境安静平和，以免小儿受到惊吓。孕妇和乳母不宜多吃性寒凉或辛辣的食物。

3. 饮食温度适中，注意小儿腹部的保暖。

对症按摩

精确取穴 ▶

1 劳宫穴

　　手掌心，握拳屈指时中指指端所指处。

2 百会穴

　　位于头部，当前发际正中直上5寸或两耳尖连线中点处。

3 肝俞穴

　　在背部，第9胸椎棘突下，旁开1.5寸。

4 心俞穴

　　在背部，第5胸椎棘突下，旁开1.5寸。

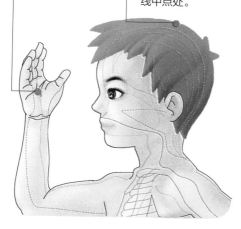

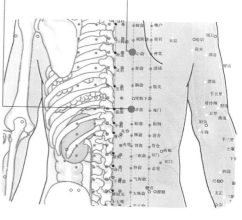

按摩步骤 ▶

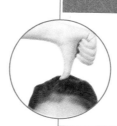

◀◀◀ 1

按摩部位：**劳宫穴**
按摩手法：**按揉**
按摩时间：**2分钟**
按摩力度：★★

◀◀◀ 2

按摩部位：**百会穴**
按摩手法：**按揉**
按摩时间：**1分钟**
按摩力度：★★

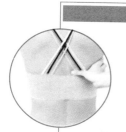

◀◀◀ 3

按摩部位：**肝俞穴**
按摩手法：**点按**
按摩时间：**1分钟**
按摩力度：★★★

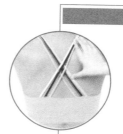

◀◀◀ 4

按摩部位：**心俞穴**
按摩手法：**点按**
按摩时间：**1分钟**
按摩力度：★★★

第九章　小儿疾病的指压按摩

91 小儿疳积

病症
概述

　　疳积又称"小儿营养不良"，具体症状如下：恶心、呕吐、不思饮食、腹胀、腹泻；烦躁不安、哭闹不止、睡眠不实、喜欢俯卧、手足心热、口渴喜饮、两颧发红；小便混浊、大便时干时溏；面黄肌瘦、头发稀少、头大颈细、肚子大、精神不振。

● 病理病因

　　添加辅食时间过早，或者过食肥甘、生冷的食物，损伤脾胃之气，耗伤气血津液，出现消化功能紊乱而发生疳积。慢性腹泻或长期呕吐的患儿，治疗不彻底也会引起疳积。某些疾病如婴幼儿先天性幽门狭窄、腭裂、传染病、寄生虫病等，也会引起小儿疳积。

● 食疗保健

| 山药米粥 | ➤ | 干山药片100克，小黄米100克，白糖适量。将小黄米淘洗干净，与山药片一起碾碎，入锅，加水适量，熬成粥，加白糖调味，给小儿喂食。此方调补脾胃、滋阴养液，对小儿疳积有很好的疗效。 |

| 鹌鹑蛋粥 | ➤ | 鹌鹑蛋5个，粳米50克。将鹌鹑蛋洗净，煮熟，去壳；粳米洗净。将粳米加水煮粥，将熟时，下入鹌鹑蛋即可。每日2次，空腹服食，连服5日。 |

● 健康贴士

1. 对小儿腹部和脐部进行掌摩法的按摩，然后进行捏脊，治疗效果更好。
2. 经常带小儿参加户外活动，呼吸新鲜空气，多晒太阳，有利于增强小儿的体质。
3. 喂养要得当，定时、定量喂奶，进食营养丰富、易于消化的食物。
4. 提倡母乳喂养，添加辅食时要合理搭配，循序渐进。
5. 注意小儿的饮食卫生，积极预防各种肠道传染病和寄生虫病。

图解揉揉捏压消百病一学就会

对症按摩

精确取穴 ▶

❶ 中脘穴

　　在上腹部，前正中线上，当脐中上4寸。

❷ 天枢穴

　　中腹部，平脐中，距脐中2寸处即是。

❸ 大肠俞穴

　　在腰部，第4腰椎棘突下，旁开1.5寸。

❹ 胃俞穴

　　位于腰部，第十二胸椎棘突下，旁开1.5寸。

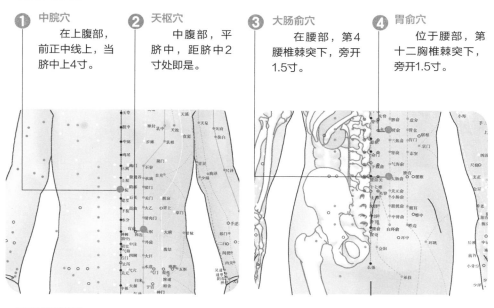

按摩步骤 ▶

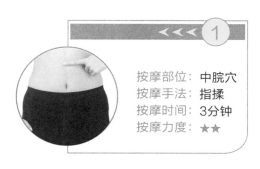

◀◀◀ 1

按摩部位：**中脘穴**
按摩手法：**指揉**
按摩时间：**3分钟**
按摩力度：**★★**

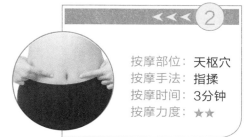

◀◀◀ 2

按摩部位：**天枢穴**
按摩手法：**指揉**
按摩时间：**3分钟**
按摩力度：**★★**

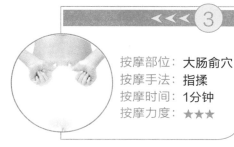

◀◀◀ 3

按摩部位：**大肠俞穴**
按摩手法：**指揉**
按摩时间：**1分钟**
按摩力度：**★★★**

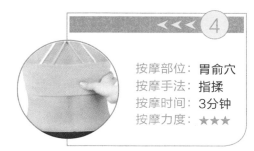

◀◀◀ 4

按摩部位：**胃俞穴**
按摩手法：**指揉**
按摩时间：**3分钟**
按摩力度：**★★★**

92 小儿遗尿

图解揉揉捏压消百病一学就会

病症概述 遗尿是指在睡眠中不知不觉小便。一般以5~15岁儿童较多见。一般情况下，小儿在3~4岁开始控制排尿，如果5~6岁以后还经常性遗尿，每周2次以上并持续达6个月就是"遗尿症"。

● 病理病因

患儿因为没有受到排尿训练，没有良好的夜间排尿习惯，久之容易发生夜间遗尿。睡眠环境或气温的突然变化，小儿没有适应也可能发生遗尿。

对症按摩

精确取穴 ▶

膀胱俞穴
后正中线旁开1.5寸，平第2骶后孔。

❶

● 健康贴士

白天应注意不要让小儿过度疲劳。要让小儿养成睡觉之前排空小便再上床的习惯。鼓励小儿在排尿中间中断排尿，然后再把尿排尽，训练并提高小儿膀胱括约肌控制排尿的能力。每日适当控制小儿饮水，尤其晚饭前后少喝水。

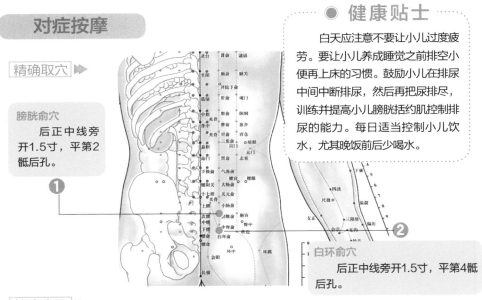

❷

白环俞穴
后正中线旁开1.5寸，平第4骶后孔。

按摩步骤 ▶

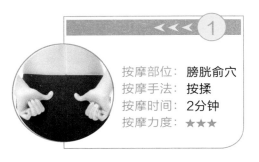

◀◀◀ 1

按摩部位：膀胱俞穴
按摩手法：按揉
按摩时间：2分钟
按摩力度：★★★

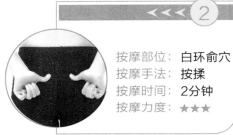

◀◀◀ 2

按摩部位：白环俞穴
按摩手法：按揉
按摩时间：2分钟
按摩力度：★★★

手把手教你做指压

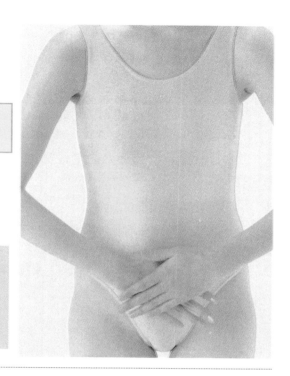

方法一

以温暖的手掌置于中极穴上可温补阳气

力度	节奏	时间/分钟
轻	长	5

指压手法

特意将双手温热后，两手掌交叠置于小儿下腹部的中极穴之上，一直到其下腹部感觉有温暖的刺激为止，中极穴的位置如右图所示。

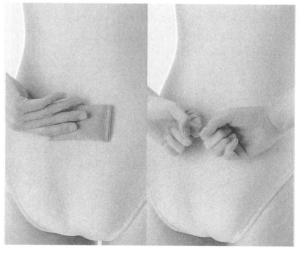

方法二

用暖水袋温热腰部的膀胱俞穴

力度	节奏	时间/分钟
中	中	5

指压手法

用暖水袋温暖小儿脊柱左右两边的膀胱俞穴，或让小儿仰卧将拳头放在背后的穴位处，以身体的重量来指压。

● 爱心小提示

关于尿频

◎ 平时可多吃芡实、莲子、白果、乌鸡、五味子、山茱萸、苹果、石榴等能补肾、益气、固摄的食物。

◎ 让小儿保持良好的心情，为小儿创造良好的睡眠环境。

93 小儿痢疾

病症概述

痢疾以腹痛、腹泻、便下赤白等为主要症状，多由感受湿热或寒湿导致，多见于夏秋两季。患儿肛门灼热，伴有烦渴，小便短赤或大便白色发黏，舌头发红，嘴唇发干，指纹发紫。

● 病理病因

感受湿热：湿热入侵肠胃，郁结于内，与气血相搏，大肠气机受阻，升降失常，使肠壁、脉络受损，传导功能受损而致痢疾。感受寒湿：脾胃素虚，大肠虚弱，风寒暑湿之邪乘虚而入，凝结于胃肠，以致气机不畅，肠道传导失职而导致痢疾。

对症按摩

● 健康贴士

按摩穴位前后，如配合摩腹和捏脊，治疗效果更好。对发病急剧、病情较重的中毒性痢疾的患儿，要立即送往医院进行急救。

精确取穴 ▶

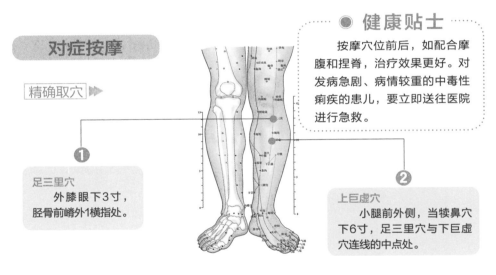

①

足三里穴
外膝眼下3寸，胫骨前嵴外1横指处。

②

上巨虚穴
小腿前外侧，当犊鼻穴下6寸，足三里穴与下巨虚穴连线的中点处。

按摩步骤 ▶

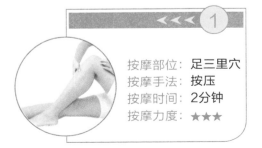

‹‹‹ 1

按摩部位：	足三里穴
按摩手法：	按压
按摩时间：	2分钟
按摩力度：	★★★

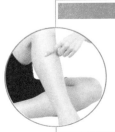

‹‹‹ 2

按摩部位：	上巨虚穴
按摩手法：	按压
按摩时间：	2分钟
按摩力度：	★★★

94 小儿食积

病症概述

内积：面黄肌瘦，烦躁多啼，夜卧不安，食欲不振，伴有呕吐，腹部胀实，可能伴有腹痛，小便赤黄，大便酸臭。脾虚：面色发黄，患儿困倦乏力，喜欢抚按，精神疲惫，形体消瘦，夜卧不宁，不思饮食，伴有呕吐，大便稀薄酸臭。

◉ 病理病因

食积可分为伤乳与伤食。伤乳：多因哺乳不节，食乳过量或乳液变质，冷热不调，停积胃中，壅而不化所致。伤食：多因饮食喂养不当，偏食或嗜食，饱食无度，杂食乱吃，生冷不节；或食物不化；或过食肥甘厚腻及不易消化的食物所致。

对症按摩

精确取穴 ▶

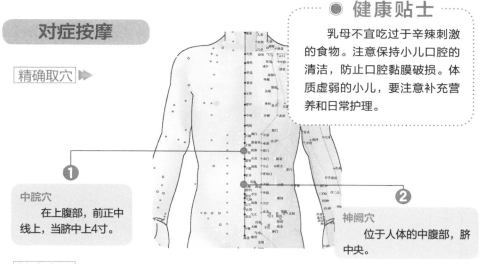

◉ **健康贴士**

乳母不宜吃过于辛辣刺激的食物。注意保持小儿口腔的清洁，防止口腔黏膜破损。体质虚弱的小儿，要注意补充营养和日常护理。

❶ 中脘穴
在上腹部，前正中线上，当脐中上4寸。

❷ 神阙穴
位于人体的中腹部，脐中央。

按摩步骤 ▶

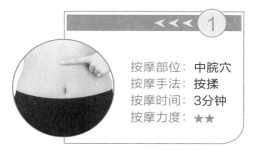

◀◀◀ 1

按摩部位：**中脘穴**
按摩手法：**按揉**
按摩时间：**3分钟**
按摩力度：**★★**

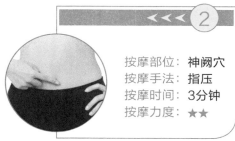

◀◀◀ 2

按摩部位：**神阙穴**
按摩手法：**指压**
按摩时间：**3分钟**
按摩力度：**★★**

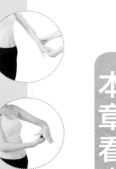

本章看点

- 雀斑
  常按迎香、四白、地仓、肾俞等穴，可有效地缓解雀斑
- 黄褐斑
  常按承泣、四白等穴，可有效地缓解黄褐斑
- 脸部细纹
  常按印堂、攒竹、颊车、足三里等穴，可有效地缓解脸部细纹
- 黑眼圈
  常按睛明、攒竹、瞳子髎、肝俞等穴，可有效地缓解黑眼圈
- 酒渣鼻
  常按印堂、迎香等穴，可有效地缓解酒渣鼻
- 痤疮
  常按外关、曲池、合谷、三焦俞等穴，可有效地缓解痤疮
- 头发干枯
  常按百会、风池等穴，可有效地缓解头发干枯
- 脱发
  常按头部、风池等穴，可有效地缓解脱发

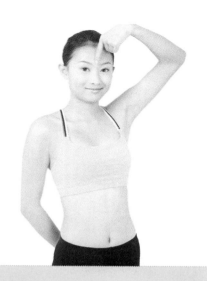

第十章
按出好面容的美容穴

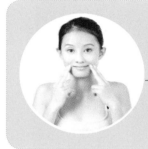

　　爱美之心，人皆有之。按摩美容，其实就是指在人体一定部位施以不同手法的按摩，疏经通络、活血化瘀、调和气血，最终达到防止皱纹、延缓衰老、润泽肌肤的目的。本章中涉及的影响美容的病症有雀斑、黄褐斑、脸部细纹、黑眼圈、酒渣鼻、痤疮、头发干枯、脱发等。例如，按摩印堂和迎香这2个穴位可以治疗酒渣鼻。

95 雀 斑

病症概述

雀斑是一种黄褐色斑点，大约小米大小，因为形状很像雀卵，所以俗称为雀斑。这是一种色素沉积的障碍性皮肤病，是由于皮肤表皮基底层的黑色素细胞生成的黑色素过多而导致的症状，皮肤浅者以及女性罹患居多，有时还有遗传的情况。

◉ 病理病因

雀斑的数量，和皮肤接触阳光的次数、时间和程度有关系。过度的紫外线照射可诱发雀斑，或可使雀斑加剧。雀斑不太可能根治，有些是遗传，有些是后天生活习惯及黑色素沉积造成的。着色性干皮病，神经纤维瘤病等疾病都会产生雀斑。

◉ 食疗保健

草莓蒲公英汁 ▶	草莓100克，蒲公英50克，猕猴桃2个，柠檬1个，冰块少许。将草莓洗净，去蒂；猕猴桃剥皮后对切为二；柠檬切成3块；蒲公英洗净。将草莓、蒲公英、猕猴桃和柠檬放入榨汁机榨汁，再加入少许冰块即可。
柠檬菠菜柚汁 ▶	柠檬1个，菠菜100克，柚子120克，冰块少许。将柠檬洗净后连皮切3块；柚子去皮后去除果囊及种子；菠菜洗净，折弯。将柠檬、菠菜、柚子肉放入榨汁机榨汁，再加入冰块即可。

◉ 健康贴士

1. 尽量减少或避免强烈阳光的直接照射。
2. 游泳或日光浴时，应事先涂抹防晒霜。
3. 建议多食用富含维生素的水果、蔬菜，减少黑色素的沉积和加深。
4. 按摩结束可稍做休息，或喝水补充水分，不要过度劳累。
5. 保持情绪安定，生活要有规律，避免精神紧张。

对症按摩

精确取穴 ▶

1 迎香穴
　　人体的面部，在鼻翼旁开约1厘米的皱纹中。

2 四白穴
　　人体面部，双眼平视时，瞳孔正中央当眶下孔凹陷处。

3 地仓穴
　　人体的面部，口角外0.4寸，上直对瞳孔处。

4 肾俞穴
　　在腰部，第2腰椎棘突下，旁开1.5寸。

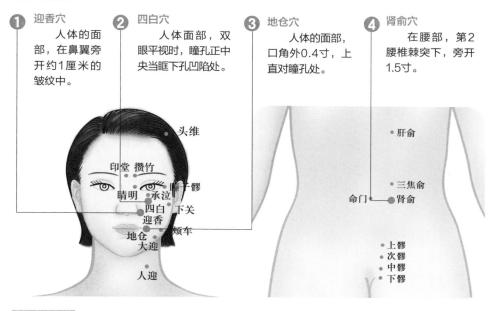

头维
印堂 攒竹
睛明 承泣 瞳子髎
四白 下关
迎香
地仓 颊车
大迎
人迎

肝俞
三焦俞
命门 肾俞
上髎
次髎
中髎
下髎

第十章 按出好面容的美容穴

按摩步骤 ▶

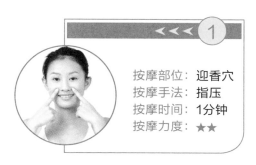

<<< 1
按摩部位：迎香穴
按摩手法：指压
按摩时间：1分钟
按摩力度：★★

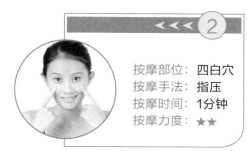

<<< 2
按摩部位：四白穴
按摩手法：指压
按摩时间：1分钟
按摩力度：★★

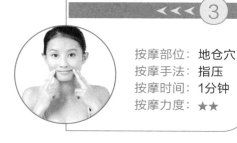

<<< 3
按摩部位：地仓穴
按摩手法：指压
按摩时间：1分钟
按摩力度：★★

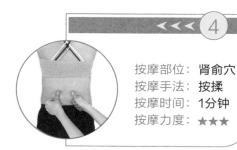

<<< 4
按摩部位：肾俞穴
按摩手法：按揉
按摩时间：1分钟
按摩力度：★★★

黄褐斑

病症概述

黄褐斑又称"蝴蝶斑"，是多见于中青年女性的脸部色素沉着性皮肤病。主要为黄褐色或深褐色斑点，常对称于颜面颧部及颊部而呈蝴蝶形，也可扩散至前额、鼻、口部。

● 病理病因

妊娠期或长期使用避孕药物的女性，由于体内雌性激素分泌增多，刺激皮肤黑色素细胞，致使黑色素产生增加。肝脏的代谢功能较差的患者，因为内分泌障碍，会形成黑色素沉着。有些食品含汞、铜、银等重金属，多食都会形成黄褐斑。

对症按摩

● 健康贴士

多吃天然食品，尤其是含有丰富维生素C的水果，例如柠檬、橙子、橘子、葡萄、猕猴桃等，可以有效抗氧化，达到淡化斑点效果。

精确取穴 ▶

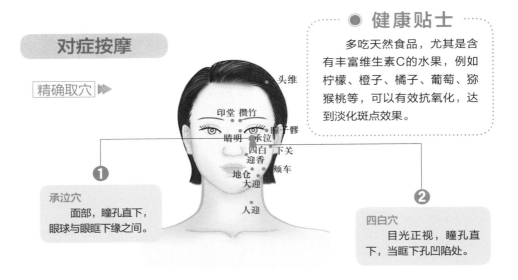

头维
印堂 攒竹
睛明 承泣 瞳子髎
四白 下关
迎香
地仓 颊车
大迎
人迎

1

承泣穴
面部，瞳孔直下，眼球与眼眶下缘之间。

2

四白穴
目光正视，瞳孔直下，当眶下孔凹陷处。

按摩步骤 ▶

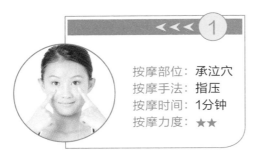

‹‹‹ 1

按摩部位：承泣穴
按摩手法：指压
按摩时间：1分钟
按摩力度：★★

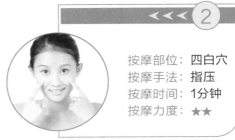

‹‹‹ 2

按摩部位：四白穴
按摩手法：指压
按摩时间：1分钟
按摩力度：★★

97 脸部细纹

> **病症概述** 随着年龄增长，皮肤的细胞组织功能开始下降，细胞的新陈代谢速度降低，皮肤失去弹性，逐渐松弛、失去紧实度。脸部多少会出现由疏到密、由浅到深的纹路，浅的称为细纹，深的称为皱纹。

● 病理病因

皮肤长期或时常暴晒在紫外线强烈的阳光下，形成游离自由基，造成皮肤胶原蛋白流失而出现细纹。外出时不注意擦防晒霜或乳液，尤其是眼睛周围，容易使皮肤长细纹和老化。另外，长期处于压力大的环境中，会导致皮肤加速老化。"电脑族""夜猫族"等易出现脸部细纹。

● 食疗保健

酸甜西芹双萝饮 ▶ 凤梨120克，柠檬半个，蜂蜜适量，红萝卜300克，西芹30克。先将凤梨洗净、去皮，切块；柠檬切片；红萝卜洗净，切块；西芹洗净，切段。将蜂蜜以外的所有材料放入榨汁机中榨汁，然后将果汁倒入杯中，加入蜂蜜搅匀即可。

鳄梨柠檬橙汁 ▶ 鳄梨300克，柳橙1个，柠檬1个。将鳄梨洗净，去皮与籽，切成小块；柳橙洗净，去皮；柠檬切片。把鳄梨、柳橙、柠檬放入榨汁机中，加适量水，搅匀即可。

● 健康贴士

1. 保持心情愉快，精神乐观。

2. 均衡的饮食是减少细纹产生的法宝，尤其要多摄取富含维生素A、B族维生素、维生素C以及蛋白质的食物。

3. 微笑时不必太用力，有许多患近视的人常眯着眼睛，导致年纪轻轻就出现皱纹，因此要注意预防近视。

4. 在每次清洁肌肤后涂上滋润霜，并坚持每周做1次面部补水分的护理。

对症按摩

1 印堂穴
位于前额部，两眉头间连线与前正中线之交点处。

2 攒竹穴
面部，眉头凹陷中，眶上切迹处。

3 颊车穴
在下颌角前上方约1横指，按之凹陷处，当咀嚼时咬肌隆起的最高点处。

4 足三里穴
位于外膝眼下3寸，胫骨前嵴外1横指处。

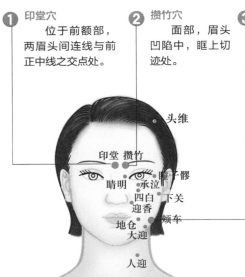

头维
印堂 攒竹
睛明 承泣 瞳子髎
四白 下关
迎香
地仓 颊车
大迎
人迎

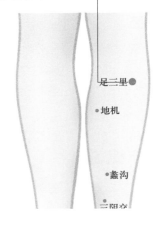

足三里
地机
蠡沟
三阴交

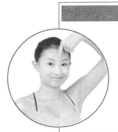

◀◀◀ 1

按摩部位：印堂穴
按摩手法：指压
按摩时间：2分钟
按摩力度：★★

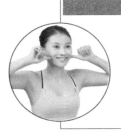

◀◀◀ 3

按摩部位：颊车穴
按摩手法：指压
按摩时间：1分钟
按摩力度：★★

◀◀◀ 2

按摩部位：攒竹穴
按摩手法：指压
按摩时间：1分钟
按摩力度：★★

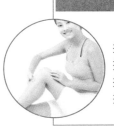

◀◀◀ 4

按摩部位：足三里穴
按摩手法：按揉
按摩时间：2分钟
按摩力度：★★★

图解揉揉捏压消百病一学就会

98 黑眼圈

病症概述　　黑眼圈是由于经常熬夜，情绪不稳定，眼部及眼周围皮肤疲劳过度或衰老，导致眼部皮肤血管血流速度过于缓慢，眼部皮肤组织供氧不足，血管中二氧化碳及代谢废物积累过多，血液滞流，而造成的眼部色素沉着。

● 病理病因

　　眼周血液循环不良引起眼周淤血，加上眼周肌肤特别薄，容易透出淤血阴影。长期睡眠不足，过度疲劳，肝胆疾病，气血不足，内分泌紊乱，局部静脉曲张，外伤等都可能导致黑眼圈形成或加重。眼睑老化松弛，皮肤皱在一起造成外观肤色加深，进而形成黑眼圈。常用化妆品者，可能有某些深色的化妆品微粒渗透到眼睑内，久之，则呈现出黑眼圈。

● 食疗保健

银耳猪肝汤 ▶ 银耳30克，猪肝300克，生姜5克，红枣1颗，盐少许。银耳浸透；猪肝洗净，切片；生姜洗净，去皮切片；红枣洗净，去核。瓦锅加入适量清水烧开，放入银耳、生姜和红枣，继续用中火煲1小时左右，再加入猪肝，待猪肝熟透，即可食用。

苹果生鱼汤 ▶ 苹果2个，生鱼1条，生姜2片，红枣10颗，盐、食用油各少许。生鱼处理干净后，放入油锅煎至鱼身呈微黄色；苹果洗净，去皮、去心、去蒂，切成块状；生姜洗净，去皮切片，红枣洗净，去核。瓦锅内加入适量清水，用猛火烧至水开，然后放入苹果、生姜、红枣和鱼，用中火继续炖2小时左右，加入盐调味即可食用，吃鱼喝汤。

● 健康贴士

1. 按摩的力度一定要轻柔，而且应配合眼霜来使用，可以避免大力拉扯而损伤肌肤。
2. 使用适当的眼部卸妆用品，彻底卸除所有眼部化妆物。
3. 成分过重的眼霜会使双眼显得水肿，应选择配方较柔和的眼霜或啫喱。
4. 常吃些富含优质蛋白的食物、动物肝脏及西红柿、土豆之类的蔬菜。

对症按摩

精确取穴 ▶

❶ 睛明穴
位于面部，目内眦稍内上方凹陷处。

❷ 攒竹穴
在面部，当眉头凹陷中，眶上切迹处。

❸ 瞳子髎穴
目外眦外侧约0.5寸，眶骨外缘凹陷中。

❹ 肝俞穴
在背部，当第9胸椎棘突下，旁开1.5寸。

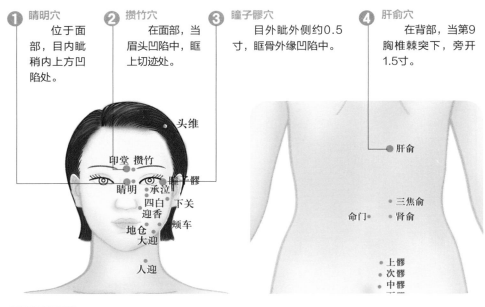

头维
印堂 攒竹
睛明 承泣
瞳子髎
四白 下关
迎香
地仓 颊车
大迎
人迎

肝俞
三焦俞
命门 肾俞
上髎
次髎
中髎

按摩步骤 ▶

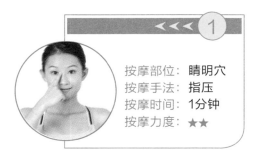

◀◀◀ 1
按摩部位：睛明穴
按摩手法：指压
按摩时间：1分钟
按摩力度：★★

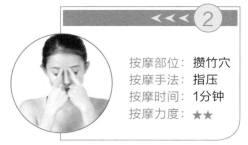

◀◀◀ 2
按摩部位：攒竹穴
按摩手法：指压
按摩时间：1分钟
按摩力度：★★

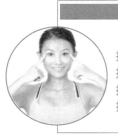

◀◀◀ 3
按摩部位：瞳子髎穴
按摩手法：指压
按摩时间：1分钟
按摩力度：★★

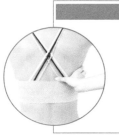

◀◀◀ 4
按摩部位：肝俞穴
按摩手法：按揉
按摩时间：1分钟
按摩力度：★★★

图解揉揉捏压消百病 一学就会

99 酒渣鼻

病症概述

酒渣鼻俗称"红鼻头"，患者鼻部发红，上起栗粒状红疹、脓疱，状如酒糟。酒渣鼻一般多为老年人发生的皮肤疾病，是因为鼻子周围的血管扩张、变形、扭曲以及发炎而造成的一种症状。

● 病理病因

现代医学认为，螨虫是本病发生的主要原因，另外，胃肠功能紊乱、内分泌障碍及嗜酒等也可引发本病。有些患者属于油性皮肤，过度的油脂分泌，加上平常油类、炸类食品食用过量，导致肝火上淡，热毒积聚在皮肤上。再加上不良的生活习惯，例如喝酒、吸烟等，最后就导致酒渣鼻的发生了。

对症按摩

精确取穴 ▶

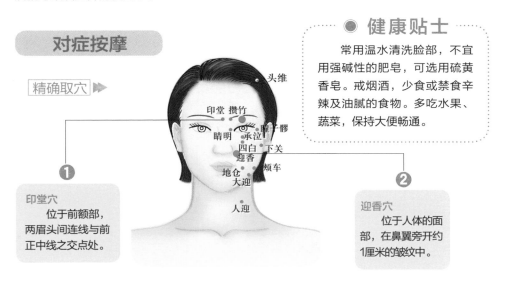

头维
印堂 攒竹
瞳子髎
睛明 承泣
四白 下关
迎香
地仓 颊车
大迎
人迎

● 健康贴士

常用温水清洗脸部，不宜用强碱性的肥皂，可选用硫黄香皂。戒烟酒，少食或禁食辛辣及油腻的食物。多吃水果、蔬菜，保持大便畅通。

❶

印堂穴
位于前额部，两眉头间连线与前正中线之交点处。

❷

迎香穴
位于人体的面部，在鼻翼旁开约1厘米的皱纹中。

按摩步骤 ▶

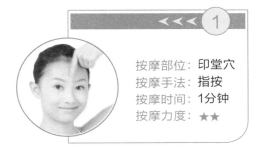

‹‹‹ 1

按摩部位：**印堂穴**
按摩手法：**指按**
按摩时间：**1分钟**
按摩力度：**★★**

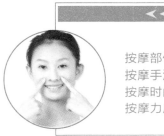

‹‹‹ 2

按摩部位：**迎香穴**
按摩手法：**按揉**
按摩时间：**1分钟**
按摩力度：**★★**

⑩ 痤疮

病症概述　痤疮俗称"青春痘"，是青春期常见的一种慢性毛囊皮脂腺炎症性疾病。以面部粉刺、丘疹、脓疱、结节等多形性皮损为主。好发于脸部，尤其是前额、双颊部，其次是胸部、背部及肩部。

● 病理病因

青春期体内激素分泌旺盛，性激素增加，刺激皮脂腺分泌增多，皮脂透过毛囊口排出皮肤表面，与空气中的灰尘混合后堵塞于毛囊口，使增多的油脂和废物无法及时排除，感染细菌而形成痤疮。痤疮的形成，主要是因为内分泌失调、皮肤不干净、毛囊堵塞、服用激素药物、情绪、压力等因素。

● 食疗保健

大蒜白及煮鲤鱼 ▶ 鲤鱼1条（约350克），大蒜10克，白及15克。将鱼去鳞、鳃及内脏，洗净切成段。鲤鱼与大蒜、白及加水一同煮汤，煮至鱼肉熟后即可。吃鱼喝汤，每日1剂，连服数天。

生大黄绿豆汤 ▶ 绿豆150克，生大黄5克，山楂20克，车前子15克，黄芪15克，红糖适量。药材分别洗净，沥水；绿豆泡发。山楂、车前子、生大黄、黄芪加水煮开，再转入慢火熬20分钟，滤取药汁，去渣备用。药汁加泡好的绿豆放入电锅煮烂，最后加适量红糖即可。

● 健康贴士

1. 经常用温水清洗脸部，不宜用强碱性的肥皂。洗脸时彻底清洁，特别是油性皮肤的人，以中性肥皂（pH7.5）清洗2次。但使用中性肥皂清洗的次数勿过多，以免皮肤过于干涩，发生脱皮。

2. 不要吃煎炸炒爆、香燥助火的食物；多吃水果、蔬菜，保持大便通畅。

3. 不要用手挤压患处，以防引起感染或愈后留下瘢痕。

4. 避免使用含油脂较多的化妆品。

对症按摩

精确取穴 ▶▶

1 外关穴
在前臂背侧，当阳池穴与肘尖的连线上，腕背横纹上2寸，尺骨与桡骨之间。

2 曲池穴
屈肘部成直角，在肘横纹外侧端与肱骨外上髁连线中点处。

3 合谷穴
手背第1、第2掌骨间，第2掌骨桡侧的中点处。

4 三焦俞穴
在腰部，第1腰椎棘突下，旁开1.5寸。

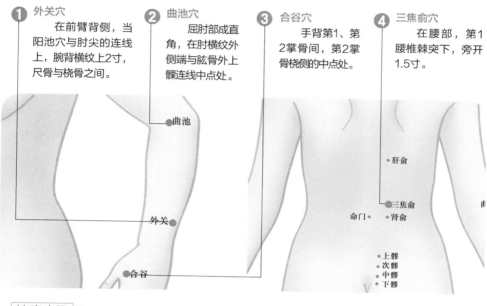

●曲池

●肝俞

●三焦俞

命门● ●肾俞

●上髎
●次髎
●中髎
●下髎

外关●

●合谷

按摩步骤 ▶▶

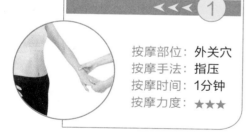

1
按摩部位：外关穴
按摩手法：指压
按摩时间：1分钟
按摩力度：★★★

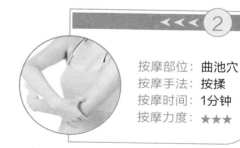

2
按摩部位：曲池穴
按摩手法：按揉
按摩时间：1分钟
按摩力度：★★★

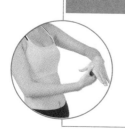

3
按摩部位：合谷穴
按摩手法：按揉
按摩时间：1分钟
按摩力度：★★★

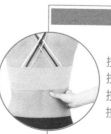

4
按摩部位：三焦俞穴
按摩手法：按揉
按摩时间：1分钟
按摩力度：★★★

101 头发干枯

病症概述　头发干枯是指头发失去水分和油脂的滋润，而导致头发干枯易折断，发尾出现分叉现象。要保持头发的光亮、柔顺，应注意饮食调配，改善机体的营养状态。

● 病理病因

中医认为，头发的生长有赖于精血的滋养，发为血之余，又为肾之外华，心主血、肾藏精，因此头发的润泽与否，和心肾功能有着非常密切的关系。人体气血不足，内脏功能失调，都会使头发失去滋养，造成头发干枯。

对症按摩

精确取穴 ▶▶

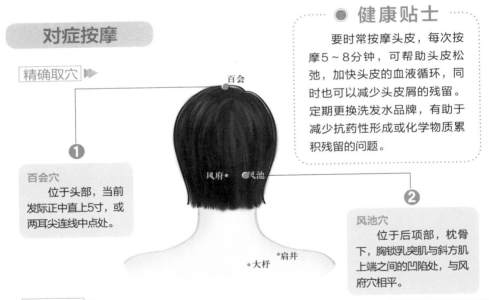

百会穴
　　位于头部，当前发际正中直上5寸，或两耳尖连线中点处。

风池穴
　　位于后项部，枕骨下，胸锁乳突肌与斜方肌上端之间的凹陷处，与风府穴相平。

● 健康贴士

　　要时常按摩头皮，每次按摩5~8分钟，可帮助头皮松弛，加快头皮的血液循环，同时也可以减少头皮屑的残留。定期更换洗发水品牌，有助于减少抗药性形成或化学物质累积残留的问题。

按摩步骤 ▶▶

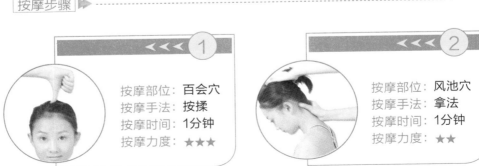

≪≪ 1

按摩部位：**百会穴**
按摩手法：**按揉**
按摩时间：**1分钟**
按摩力度：**★★★**

≪≪ 2

按摩部位：**风池穴**
按摩手法：**拿法**
按摩时间：**1分钟**
按摩力度：**★★**

(102) 脱发

病症概述

脱发分为生理性脱发，即头发正常脱落，及病理性脱发，即头发异常或过度脱落。大多数的患者，仅有一块或数块的脱发区域，也有少数的严重患者，在脱发区域逐渐扩大，甚至全部头发脱落，称为"全秃"。

● 病理病因

中医认为脱发多由血虚受风，风盛血燥，发失所养所致，并与情志有关。正常人一日脱发 50~100 根，如果因为压力大、生活习惯不良而每日脱发超过 100 根，就要及时调整。

对症按摩

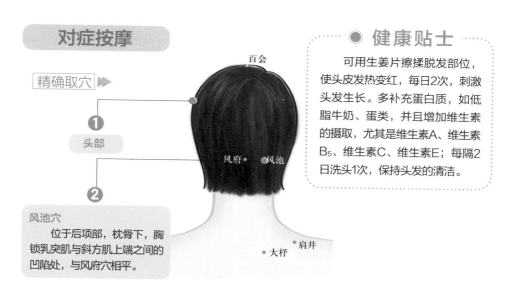

精确取穴 ▶▶

百会

① 头部

风府 ● 风池

②

大杼 肩井

风池穴
位于后项部，枕骨下，胸锁乳突肌与斜方肌上端之间的凹陷处，与风府穴相平。

● 健康贴士

可用生姜片擦揉脱发部位，使头皮发热变红，每日2次，刺激头发生长。多补充蛋白质，如低脂牛奶、蛋类，并且增加维生素的摄取，尤其是维生素A、维生素B_5、维生素C、维生素E；每隔2日洗头1次，保持头发的清洁。

按摩步骤 ▶

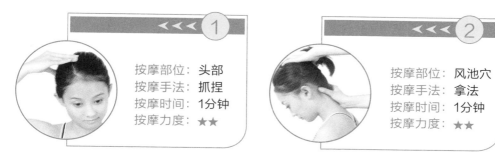

‹‹‹ ①
按摩部位：头部
按摩手法：抓捏
按摩时间：1分钟
按摩力度：★★

‹‹‹ ②
按摩部位：风池穴
按摩手法：拿法
按摩时间：1分钟
按摩力度：★★

本章看点

- 大饼脸
  常按下关、颊车等穴，可使小脸变秀气

- 双下巴
  常按大迎、人迎等穴，可使下颌变尖

- 颈部皱纹
  常按翳风、人迎等穴，可使颈部变秀美

- 肩部赘肉
  常按肩井、大杼等穴，可使肩膀变美丽

- 胸部下垂
  常按天池、乳根等穴，可使胸部更丰满

- 腹部臃肿
  常按中脘、天枢等穴，可使腹部变平坦

- 臀部松垮
  常按臀部及承扶穴，可使臀部更可爱

- 小腿粗壮
  常按小腿肚及承山穴，可使小腿更健美

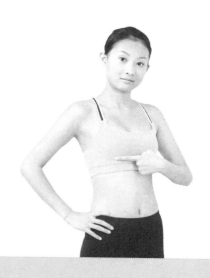

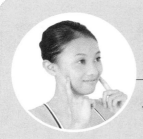

第十一章
按出好身材的减肥穴

　　无论是"小腹婆"还是"虎背熊腰",无论是"大饼脸"还是"大象腿",无论是"飞机场"还是"水桶身材",都是影响玲珑身材的大问题。按摩塑身,相比吃药或去医院抽脂来说,不仅免去吃药开刀之苦,而且简单易行。本章对从头到脚的身材问题都提供了穴位按摩的方法,帮助爱美女士塑造S形身材。

103 大饼脸

病症概述
对于爱美的女性来说，大都渴望有张小巧秀气的脸。然而对有些女性而言，庞大的"大饼脸"却使美丽的形象减分。纵使是个美人胚子，美丽的眼睛也有可能被多余的赘肉挤得变形。

● 病理病因

脸形大部分是遗传自上一代，有方脸、圆脸、瓜子脸等，主要构造是不同的骨架，搭配脸部肌肉的组织，最后决定脸部的样子。由于水肿或脂肪堆积的原因，面部及下颌部往往会有很多赘肉，形成"大饼脸"。

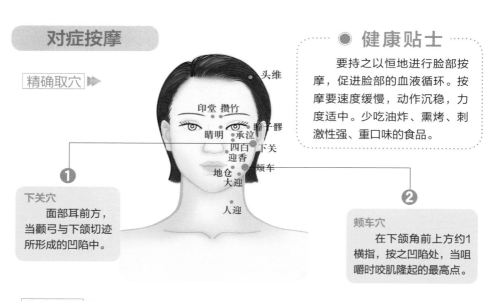

对症按摩

精确取穴 ▶

① 下关穴
面部耳前方，当颧弓与下颌切迹所形成的凹陷中。

② 颊车穴
在下颌角前上方约1横指，按之凹陷处，当咀嚼时咬肌隆起的最高点。

● 健康贴士

要持之以恒地进行脸部按摩，促进脸部的血液循环。按摩要速度缓慢，动作沉稳，力度适中。少吃油炸、熏烤、刺激性强、重口味的食品。

按摩步骤 ▶

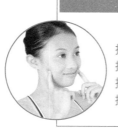

<<< 1

按摩部位：	下关穴
按摩手法：	指按
按摩时间：	1分钟
按摩力度：	★★★

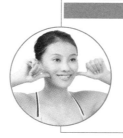

<<< 2

按摩部位：	颊车穴
按摩手法：	按揉
按摩时间：	1分钟
按摩力度：	★★

双下巴

病症概述

"双下巴"是令许多人烦恼的问题，有的人不用低头，"双下巴"也非常明显。尽管有人说这是一种"富有"的象征，但给人的感觉并不美。只要经常做下颌指压运动，有助于消除"双下巴"，恢复优雅的下颌。

● **病理病因**

年龄增长、缺乏运动都有可能导致下颌肌肉松弛、脂肪积聚过多而造成"双下巴"。

对症按摩

精确取穴 ▶

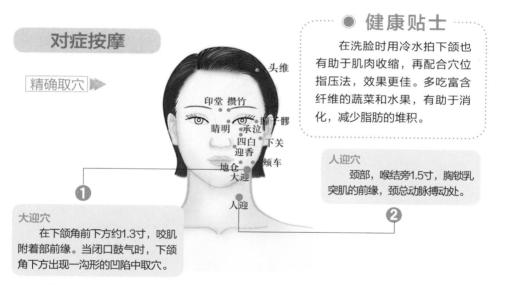

头维
印堂 攒竹
睛明 承泣 瞳子髎
四白 下关
迎香
地仓 颊车
大迎
人迎

● **健康贴士**

在洗脸时用冷水拍下颌也有助于肌肉收缩，再配合穴位指压法，效果更佳。多吃富含纤维的蔬菜和水果，有助于消化，减少脂肪的堆积。

人迎穴
颈部，喉结旁1.5寸，胸锁乳突肌的前缘，颈总动脉搏动处。

❶

大迎穴
在下颌角前下方约1.3寸，咬肌附着部前缘。当闭口鼓气时，下颌角下方出现一沟形的凹陷中取穴。

❷

按摩步骤 ▶

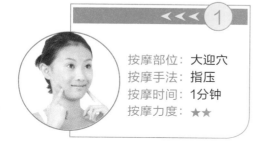

≪≪ 1

按摩部位：**大迎穴**
按摩手法：指压
按摩时间：1分钟
按摩力度：★★

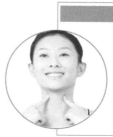

≪≪ 2

按摩部位：**人迎穴**
按摩手法：指按
按摩时间：1分钟
按摩力度：★★

105 颈部皱纹

病症概述

颈部的保养常为女性所忽视，特别是平时不注意运动或长期伏案工作的女性。随着年龄的增长，颈部的皮肤、肌肉很容易松弛、衰老，出现许多皱纹，脂肪也较容易堆积，以致影响颈部的美观，甚至引起颈、肩疼痛等病症。

● 病理病因

颈部肌肤的厚度只有脸部的 2/3，而且胶原蛋白含量也比较少，如果缺乏适当的护理，很容易出现缺水、粗糙、松弛和细纹。颈部在一天当中无数次地上抬、低下，还要承受头部的重量，颈部皮肤就更容易加速老化。如果平时坐姿"固定"，缺乏运动，体重增加，颈部的纹路就会提早出现。

对症按摩

精确取穴 ▶

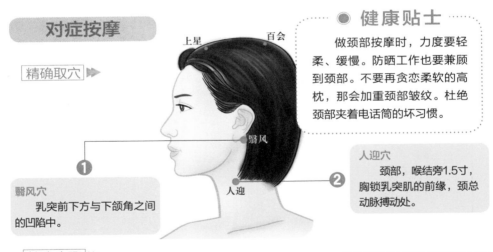

翳风穴
　　乳突前下方与下颌角之间的凹陷中。

人迎穴
　　颈部，喉结旁1.5寸，胸锁乳突肌的前缘，颈总动脉搏动处。

● 健康贴士

做颈部按摩时，力度要轻柔、缓慢。防晒工作也要兼顾到颈部。不要再贪恋柔软的高枕，那会加重颈部皱纹。杜绝颈部夹着电话筒的坏习惯。

按摩步骤 ▶

◀◀◀ 1

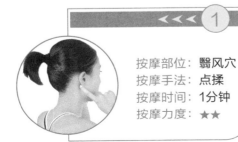

按摩部位：翳风穴
按摩手法：点揉
按摩时间：1分钟
按摩力度：★★

◀◀◀ 2

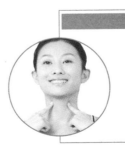

按摩部位：人迎穴
按摩手法：按揉
按摩时间：1分钟
按摩力度：★★

106 肩部赘肉

病症概述

女人最美的部位，是在颈部和肩膀间的优美曲线。但是日常生活中，好多身材不胖的女性就是因为"虎背熊腰"而被列入肥胖的行列，也就告别了吊带、露背装……肩膀的赘肉不仅使女性丧失美丽身材，更是为健康埋下了隐患。

● 病理病因

对于肩膀来说，我们用它做几乎所有推、拉、提东西的运动，因此肩膀也是容易堆积赘肉的地方。许多肥胖的人肩膀到背部之间，堆积了许多脂肪肥肉，变成"腰圆肩粗"。渐渐地，肥胖者的肩关节开始不灵活，手臂也开始变粗、变形、松弛。

对症按摩

精确取穴 ▶▶

肩井穴
大椎穴与肩峰端连线的中点，即乳头正上方与肩线交接处。

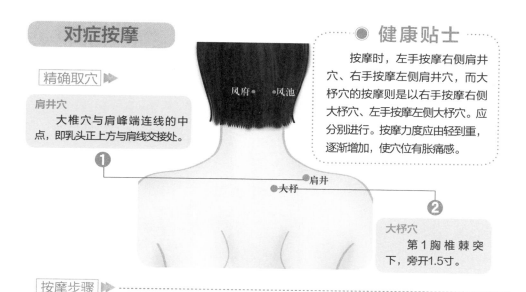

风府 ● 风池

● 肩井
● 大杼

● 健康贴士

按摩时，左手按摩右侧肩井穴、右手按摩左侧肩井穴，而大杼穴的按摩则是以右手按摩右侧大杼穴、左手按摩左侧大杼穴。应分别进行。按摩力度应由轻到重，逐渐增加，使穴位有胀痛感。

大杼穴
第1胸椎棘突下，旁开1.5寸。

按摩步骤 ▶▶

<<< **1**

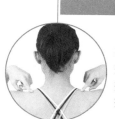

按摩部位：**肩井穴**
按摩手法：**按压**
按摩时间：**2分钟**
按摩力度：★★★

<<< **2**

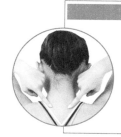

按摩部位：**大杼穴**
按摩手法：**指压**
按摩时间：**2分钟**
按摩力度：★★★

107 胸部下垂

病症概述　　胸部丰满是许多女性的梦想，然而到一定年龄她们可能会面临胸部下垂的困扰。胸部下垂是指乳房因各种原因离开正常位置，沿胸壁往下移位，使乳房最低点位于乳房下皱襞以下。

● 病理病因

胸部下垂可能是由乳房肥大、乳腺萎缩等乳腺疾病所致，一些生理性因素如衰老、绝经、怀孕、哺乳后、体重骤减等均可导致胸部下垂。

对症按摩

精确取穴 ▶

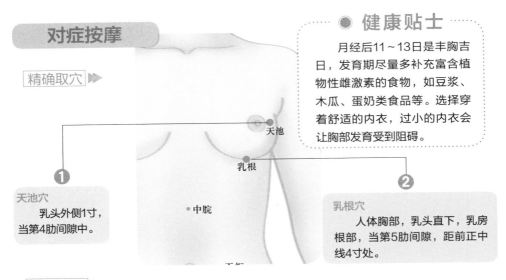

天池

乳根

• 中脘

❶

天池穴
乳头外侧1寸，当第4肋间隙中。

❷

乳根穴
人体胸部，乳头直下，乳房根部，当第5肋间隙，距前正中线4寸处。

● 健康贴士

月经后11~13日是丰胸吉日，发育期尽量多补充富含植物性雌激素的食物，如豆浆、木瓜、蛋奶类食品等。选择穿着舒适的内衣，过小的内衣会让胸部发育受到阻碍。

按摩步骤 ▶

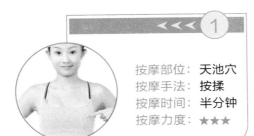

<<< 1

按摩部位：**天池穴**
按摩手法：**按揉**
按摩时间：**半分钟**
按摩力度：★★★

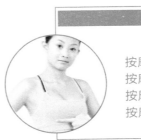

<<< 2

按摩部位：**乳根穴**
按摩手法：**按揉**
按摩时间：**半分钟**
按摩力度：★★★

108 腹部臃肿

病症概述　　迈入中年之后，许多女性都是"大腹便便"，腹部"松弛下垂"，成为"小腹婆"，弯腰发现肚子出现"游泳圈"，感觉体重增加，走路比以前容易疲劳，每次运动一下就感到疲惫不堪。

● 病理病因

当人体摄入热量大于消耗的热量时，多余的热量会转化为脂肪，暂存腹部，等热量不足时可快速燃烧提供能量。如果一个人长期摄入热量过多，腹部脂肪只存不取，就容易引起腹部肥胖。

对症按摩

精确取穴 ▶

中脘穴
在上腹部，前正中线上，脐中上4寸。

● **健康贴士**
"4多、5少、2定"：多吃高纤维蔬果、多喝水、多动、多按摩；少糖、少油、少盐、少辣、少炸；定时、定量。

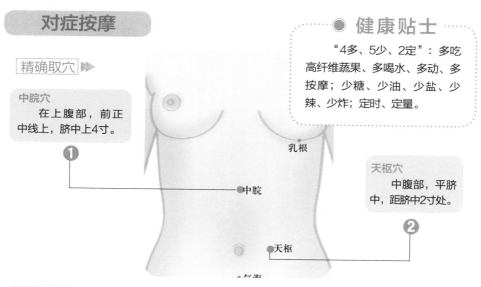

乳根

中脘 ❶

天枢穴
中腹部，平脐中，距脐中2寸处。

天枢 ❷

气海

按摩步骤 ▶

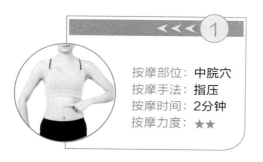

◀◀◀ 1

按摩部位：**中脘穴**
按摩手法：**指压**
按摩时间：**2分钟**
按摩力度：**★★**

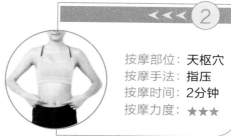

◀◀◀ 2

按摩部位：**天枢穴**
按摩手法：**指压**
按摩时间：**2分钟**
按摩力度：**★★★**

109 臀部松垮

病症概述

性感的臀部，当然应该要结实、富有弹性、流线漂亮、不要太大，才能展现迷人的自信风采。许多上班族，因为长期坐在办公室或椅子上，缺乏运动，导致骨盆的脂肪渐渐堆积，屁股赘肉增加，缺乏弹性，最后只剩下大块的脂肪，使臀部呈现松垮、扁平等情况。

● 病理病因

如果臀部是扁平或凹陷的，可能是深层核心肌肉群薄弱造成的，尤其是紧紧贴在腰椎骨旁边的多裂肌。多裂肌若长期得不到锻炼，会出现废用性萎缩，而被脂肪组织渗透替代。

对症按摩

精确取穴 ▶

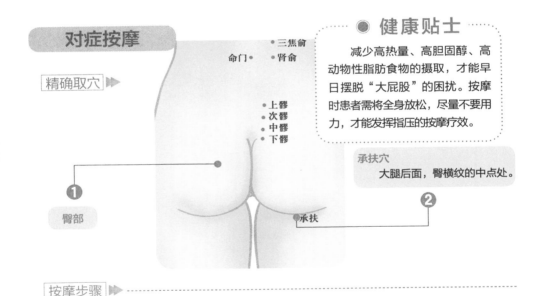

- 三焦俞
- 命门 · 肾俞
- 上髎
- 次髎
- 中髎
- 下髎

❶ 臀部

承扶穴
大腿后面，臀横纹的中点处。

❷ 承扶

● 健康贴士

减少高热量、高胆固醇、高动物性脂肪食物的摄取，才能早日摆脱"大屁股"的困扰。按摩时患者需将全身放松，尽量不要用力，才能发挥指压的按摩疗效。

按摩步骤 ▶

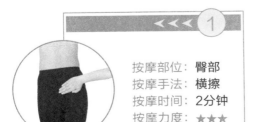

‹‹‹ 1

按摩部位：**臀部**
按摩手法：**横擦**
按摩时间：**2分钟**
按摩力度：★★★

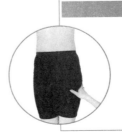

‹‹‹ 2

按摩部位：**承扶穴**
按摩手法：**指压**
按摩时间：**1分钟**
按摩力度：★★★

110 小腿粗壮

病症概述　　小腿如果不够健美，最常出现俗称的"萝卜腿"。形成的原因有很多，有的是小腿部分长期受力，有的是有心血管疾病的家族遗传史，有的是饮食方面的习惯不良。

● 病理病因

因为长期站立会增加足部的负担，造成血液回流障碍，容易形成腿部水肿，严重的情况下可能会出现静脉曲张的疾病。需要长期站立的职业有教师、专柜导购、交通警察、仓储人员等，这些人员都很容易出现小腿粗壮的情况。

对症按摩

精确取穴 ▶

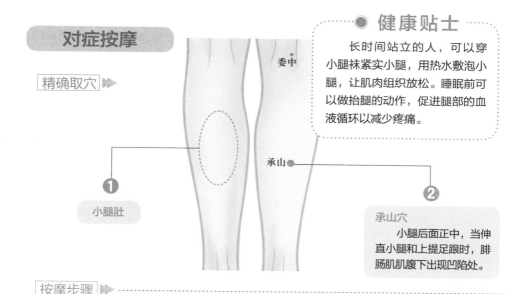

委中

① 小腿肚

② 承山

● 健康贴士

长时间站立的人，可以穿小腿袜紧实小腿，用热水敷泡小腿，让肌肉组织放松。睡眠前可以做抬腿的动作，促进腿部的血液循环以减少疼痛。

承山穴
小腿后面正中，当伸直小腿和上提足跟时，腓肠肌肌腹下出现凹陷处。

按摩步骤 ▶

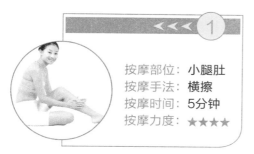

◀◀◀ ①

按摩部位：**小腿肚**
按摩手法：**横擦**
按摩时间：**5分钟**
按摩力度：★★★★

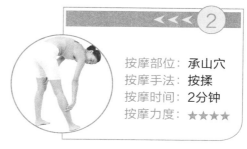

◀◀◀ ②

按摩部位：**承山穴**
按摩手法：**按揉**
按摩时间：**2分钟**
按摩力度：★★★★

附录 ▶

常用骨度分寸表

分部	起止点	常用骨度	度量法	说明
头部	前发际至后发际	12寸	直寸	如前后发际不明，从眉心量至大椎穴作18寸，眉心至前发际3寸，大椎穴至后发际3寸
	耳后两乳突（完骨）之间	9寸	横寸	用于量头部的横寸
胸腹部	天突至歧骨（胸剑联合）	9寸	直寸	1.胸部与胁肋部取穴直寸，一般根据肋骨计算，每一肋骨折作1寸6分 2."天突"指穴名，即胸骨上窝
	歧骨至脐中	8寸		
	脐中至横骨上廉（耻骨联合上缘）	5寸		
	两乳头之间	8寸	横寸	横寸胸腹部取穴的横寸，可根据两乳头之间的距离折量。女性可用左右缺盆穴之间的宽度来代替两乳头之间的横寸
腰背部	大椎以下至骶尾	21寸	直寸	背部腧穴根据脊椎定穴。一般临床取穴，肩胛骨下角相当第7（胸）椎，髂嵴相当第16椎（第4腰椎棘突）
	两肩胛骨脊柱缘之间	6寸	横寸	
上肢部	腋前纹头（腋前皱襞）至肘横纹	9寸	直寸	用于手三阴、手三阳经的肌度分寸
	肘横纹至腕横纹	12寸		
侧胸部	腋以下至季胁	12寸	直寸	"季胁"指第11肋游离端
侧腹部	季胁以下至髀枢	9寸	直寸	"髀枢"指股骨大转子

常用骨度分寸表

分部	起止点	常用骨度	度量法	说明
下肢部	横骨上廉至内辅骨上廉（股骨内上髁上缘）	18寸	直寸	用于足三阴经的骨度分寸
	内辅骨下廉（胫骨内侧髁下缘）至内踝高点	13寸		
	髀枢至膝中	19寸	直寸	1.用于足三阳的骨度分寸 2."膝中"的水平线：前面相当于犊鼻穴，后面相当于委中穴
	臀横纹至膝中	14寸		
	膝中至外踝高点	16寸		
	外踝高点至足底	3寸		

[附注] 根据《灵枢·骨度篇》记载：发以下至颐长一尺，两颧之间相去七寸，结喉以下至缺盆中长四寸，足长一尺二寸等。现代临床折量，多以自然标志定位法取穴，或以手指同身寸定位法代之。

图书在版编目（CIP）数据

图解揉揉捏压消百病一学就会 / 高海波 , 刘红主编
. -- 南京 : 江苏凤凰科学技术出版社 , 2020.5
ISBN 978-7-5713-0985-5

Ⅰ . ①图… Ⅱ . ①高… ②刘… Ⅲ . ①按摩疗法（中医
）- 养生（中医）- 图解 Ⅳ . ① R244.1-64 ② R212-64

中国版本图书馆 CIP 数据核字 (2020) 第 024633 号

图解揉揉捏压消百病一学就会

主　　　编	高海波　刘　红
责 任 编 辑	葛　昀　楼立理
责 任 校 对	杜秋宁
责 任 监 制	方　晨

出 版 发 行	江苏凤凰科学技术出版社
出版社地址	南京市湖南路 1 号 A 楼，邮编：210009
出版社网址	http://www.pspress.cn
印　　　刷	天津旭丰源印刷有限公司

开　　　本	718 mm × 1 000 mm　　1/16
印　　　张	15
插　　　页	1
字　　　数	200 000
版　　　次	2020 年 5 月第 1 版
印　　　次	2020 年 5 月第 1 次印刷

标 准 书 号	ISBN 978-7-5713-0985-5
定　　　价	35.00 元

图书如有印装质量问题，可随时向我社出版科调换。